中国中药资源大典
——中药材系列

中药材生产加工适宜技术丛书
中药材产业扶贫计划

黄芩生产加工适宜技术

U0297455

总 主 编　黄璐琦

主　　编　滕训辉　闫敬来

副 主 编　谢晓亮　刘根喜　朱田田

中国医药科技出版社

内 容 提 要

《中药材生产加工适宜技术丛书》以全国第四次中药资源普查工作为抓手，系统整理我国中药材栽培加工的传统及特色技术，旨在科学指导、普及中药材种植及产地加工，规范中药材种植产业。本书为黄芩生产加工适宜技术，包括：概述、黄芩药用资源、黄芩种植加工技术、黄芩特色适宜技术、黄芩药材质量评价、黄芩现代医药研究、黄芩中药性能与应用等内容。本书适合中药种植户及中药材生产加工企业参考使用。

图书在版编目（CIP）数据

黄芩生产加工适宜技术 / 滕训辉，闫敬来主编 . — 北京：中国医药科技出版社，2017.11

（中国中药资源大典 . 中药材系列 . 中药材生产加工适宜技术丛书）

ISBN 978-7-5067-9519-7

Ⅰ . ①黄…　Ⅱ . ①滕…②闫…　Ⅲ . ①黄芩—中药加工　Ⅳ . ① R282.71

中国版本图书馆 CIP 数据核字（2017）第 201363 号

美术编辑　陈君杞
版式设计　锋尚设计

出版　中国医药科技出版社
地址　北京市海淀区文慧园北路甲 22 号
邮编　100082
电话　发行：010-62227427　邮购：010-62236938
网址　www.cmstp.com
规格　710×1000mm　$^1/_{16}$
印张　$17^1/_2$
字数　164 千字
版次　2017 年 11 月第 1 版
印次　2017 年 11 月第 1 次印刷
印刷　北京盛通印刷股份有限公司
经销　全国各地新华书店
书号　ISBN 978-7-5067-9519-7
定价　32.00 元

中药材生产加工适宜技术丛书

—— 编委会 ——

总 主 编 黄璐琦

副 主 编 （按姓氏笔画排序）

编 委 （按姓氏笔画排序）

学术秘书 程 蒙

—— 本书编委会 ——

主　　编　滕训辉　闫敬来

副 主 编　谢晓亮　刘根喜　朱田田

编写人员（按姓氏笔画排序）

牛宪忠（榆社县宪忠中药材种植专业合作社）

朱田田（甘肃中医药大学）

乔永刚（山西农业大学）

刘　立（甘肃中医药大学）

刘根喜（山西中医药大学）

闫敬来（山西中医药大学）

高风福（山西省中药资源普查办公室）

曹亚萍（山西农业大学）

温春秀（河北省农林科学院经济作物研究所）

谢晓亮（河北省农林科学院经济作物研究所）

滕训辉（山西省药物培植场）

序

我国是最早开始药用植物人工栽培的国家，中药材使用栽培历史悠久。目前，中药材生产技术较为成熟的品种有200余种。我国劳动人民在长期实践中积累了丰富的中药种植管理经验，形成了一系列实用、有特色的栽培加工方法。这些源于民间、简单实用的中药材生产加工适宜技术，被药农广泛接受。这些技术多为实践中的有效经验，经过长期实践，兼具经济性和可操作性，也带有鲜明的地方特色，是中药资源发展的宝贵财富和有力支撑。

基层中药材生产加工适宜技术也存在技术水平、操作规范、生产效果参差不齐问题，研究基础也较薄弱；受限于信息渠道相对闭塞，技术交流和推广不广泛，效率和效益也不很高。这些问题导致许多中药材生产加工技术只在较小范围内使用，不利于价值发挥，也不利于技术提升。因此，中药材生产加工适宜技术的收集、汇总工作显得更加重要，并且需要搭建沟通、传播平台，引入科研力量，结合现代科学技术手段，开展适宜技术研究论证与开发升级，在此基础上进行推广，使其优势技术得到充分的发挥与应用。

《中药材生产加工适宜技术》系列丛书正是在这样的背景下组织编撰的。该书以我院中药资源中心专家为主体，他们以中药资源动态监测信息和技术服务体系的工作为基础，编写整理了百余种常用大宗中药材的生产加工适宜技术。全书从中药材

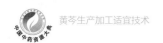

的种植、采收、加工等方面进行介绍，指导中药材生产，旨在促进中药资源的可持续发展，提高中药资源利用效率，保护生物多样性和生态环境，推进生态文明建设。

丛书的出版有利于促进中药种植技术的提升，对改善中药材的生产方式，促进中药资源产业发展，促进中药材规范化种植，提升中药材质量具有指导意义。本书适合中药栽培专业学生及基层药农阅读，也希望编写组广泛听取吸纳药农宝贵经验，不断丰富技术内容。

书将付梓，先睹为悦，谨以上言，以斯充序。

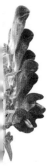

中国中医科学院 院长

中 国 工 程 院 院 士 张伯礼

丁酉秋于东直门

总 前 言

中药材是中医药事业传承和发展的物质基础，是关系国计民生的战略性资源。中药材保护和发展得到了党中央、国务院的高度重视，一系列促进中药材发展的法律规划的颁布，如《中华人民共和国中医药法》的颁布，为野生资源保护和中药材规范化种植养殖提供了法律依据；《中医药发展战略规划纲要（2016—2030年）》提出推进"中药材规范化种植养殖"战略布局；《中药材保护和发展规划（2015—2020年）》对我国中药材资源保护和中药材产业发展进行了全面部署。

中药材生产和加工是中药产业发展的"第一关"，对保证中药供给和质量安全起着最为关键的作用。影响中药材质量的问题也最为复杂，存在种源、环境因子、种植技术、加工工艺等多个环节影响，是我国中医药管理的重点和难点。多数中药材规模化种植历史不超过30年，所积累的生产经验和研究资料严重不足。中药材科学种植还需要大量的研究和长期的实践。

中药材质量上存在特殊性，不能单纯考虑产量问题，不能简单复制农业经验。中药材生产必须强调道地药材，需要优良的品种遗传，特定的生态环境条件和适宜的栽培加工技术。为了推动中药材生产现代化，我与我的团队承担了农业部现代农业产业技术体系"中药材产业技术体系"建设任务。结合国家中医

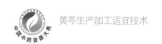

药管理局建立的全国中药资源动态监测体系，致力于收集、整理中药材生产加工适宜技术。这些适宜技术限于信息沟通渠道闭塞，并未能得到很好的推广和应用。

本丛书在第四次全国中药资源普查试点工作的基础下，历时三年，从药用资源分布、栽培技术、特色适宜技术、药材质量、现代应用与研究五个方面系统收集、整理了近百个品种全国范围内二十年来的生产加工适宜技术。这些适宜技术多源于基层，简单实用、被老百姓广泛接受，且经过长期实践、能够充分利用土地或其他资源。一些适宜技术尤其适用于经济欠发达的偏远地区和生态脆弱区的中药材栽培，这些地方农民收入来源较少，适宜技术推广有助于该地区实现精准扶贫。一些适宜技术提供了中药材生产的机械化解决方案，或者解决珍稀濒危资源繁育问题，为中药资源绿色可持续发展提供技术支持。

本套丛书以品种分册，参与编写的作者均为第四次全国中药资源普查中各省中药原料质量监测和技术服务中心的主任或一线专家、具有丰富种植经验的中药农业专家。在编写过程中，专家们查阅大量文献资料结合普查及自身经验，几经会议讨论，数易其稿。书稿完成后，我们又组织药用植物专家、农学家对书中所涉及植物分类检索表、农业病虫害及用药等内容进行审核确定，最终形成《中药材生产加工适宜技术》系列丛书。

在此，感谢各承担单位和审稿专家严谨、认真的工作，使得本套丛书最终付梓。希望本套丛书的出版，能对正在进行中药农业生产的地区及从业人员，有一些切实的参考价值；对规范和建立统一的中药材种植、采收、加工及检验的质量标准有一点实际的推动。

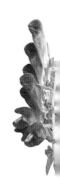

2017年11月24日

3

前　言

本书旨在对道地黄芩种植规范及采收加工适宜技术的系统总结和整理，是指导中药材绿色种植与加工的专业科普书，内容包括黄芩的药用资源、种植与加工技术、特色适宜技术、药材质量评价、现代医药研究、中药性能与应用等。既要反映黄芩药材的最新研究成果，还要继承和发扬传统的技术方法，更要与黄芩生产加工实际相结合，力求适宜、实际、实用、实效，努力推动中药材规范化种植，促进中药产业与精准扶贫融合，确保中药资源可持续利用与健康发展。

本书在编写过程中得到了山西中医学院、山西省药物培植场、山西农业大学、甘肃中医药大学等科研院所的专家、学者以及第四次中药资源普查同志们的全力支持和帮助，并提供部分技术资料和图片；为了提高本书编写质量，还引用了相关专家学者发表的论著，在此一并致谢。

由于编者水平有限，尽管我们已经做了最大的努力，但不足和疏漏之处仍在所难免，敬请广大读者指正。

特别提示：本书中所列中医方剂的功能主治及用法用量，仅供参考，实际服用请遵医嘱。

编者

2017年4月

目　录

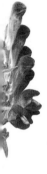

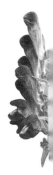

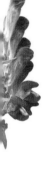

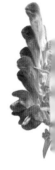

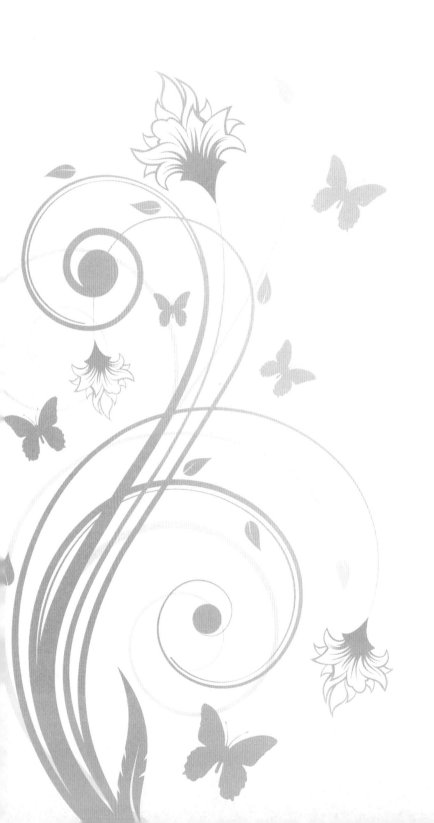

第1章

概　述

黄芩为常用中药，商品为唇形科植物黄芩*Scutellaria baicalensis* Georgi的干燥根，始载于《神农本草经》，列为中品，其性寒味苦，具有清热燥湿、泻火解毒、止血安胎的作用。黄芩在临床应用上已有二千多年的历史。除中医配方外，大量用作中成药原料。根据《全国中成药产品目录》（第一部）的统计资料，66种蜜丸有45种用黄芩；64种片剂有46种用黄芩；36种水丸有25种用黄芩。也就是说，70%的中成药都含有黄芩。现代医药研究表明，黄芩解热消炎，对上呼吸道感染，急性胃肠炎等均有功效，少量服用有苦补健胃的作用。黄芩制剂、黄芩酊可治疗植物性神经的动脉硬化性高血压，以及神经系统的功能障碍，可消除高血压引起头痛、失眠、心部苦闷等症，外用有抗菌作用，如对白喉杆菌、伤寒菌、霍乱、溶血链球菌A型，葡萄球菌均有不同程度的抑制效果。据《中国农药志》记载：根对防治棉铃虫、梨象鼻虫、天幕毛虫、苹果巢虫均有效。目前野生黄芩资源破坏严重，其在各省区分布较过去有所减少，黄芩已被列为国家三级重点保护野生药材。

从本草考证看山西、河北、陕西、甘肃、山东均可以作为黄芩药材的道地产区，历史上以河北的"热河黄芩"最为著名，而以山西的黄芩产量最大。我国自20世纪60年代始开始黄芩栽培研究，至90年代，由于黄芩野生资源减少，栽培资源逐渐成为黄芩药源的主要来源。栽培黄芩资源在我国北方各省均有分布，但以山西、河北、甘肃、山东、内蒙古等地栽培面积较大，形成多个典型的种植区域。目前山西省南部（临汾市曲沃县，运城市新绛县、绛县）和北部（大同市灵丘县）、河北省北部（承德市燕山山地丘陵、坝上地区）、内蒙古中东部（赤峰市、武川县）、辽宁省（锦州市、葫芦岛市)，山东省(临沂市平邑县、日照市莒县)、吉林省(长春市)以及甘肃省(大水市、陇南市)等地是黄芩种植比较集中的地区。

同属植物甘肃黄芩*S. rchderiana Diels*的干燥根和根茎，在西北地区做黄芩使用，分别列入《宁夏中药材标准》(1993年版)(甘肃黄芩)和《甘肃省中药材药材标准》(2008年版)(小黄芩)。粘毛黄芩*S. viscidula* Bge.的干燥根(黄花黄芩)，被列入《吉林省药品标准》(1977年版)药材部分，味苦、性寒，能除湿热、泻实火、安胎。并头黄芩*S. scordifolia* Fisch. ex Schrank的干燥全草(并头黄芩)，被列入《卫生部药品标准蒙药分册》，味苦、性寒，能清热、消肿，用于肝热、肝肿大、牙龈脓肿。黄芩子《名医别录》也做药用，止痢，用于肠癖脓血。黄芩、粘毛黄芩、并头黄芩等同属植物的茎叶在民间代茶用而称为"黄芩茶"。

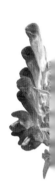

第2章

黄芩药用资源

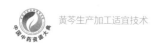

第一节 黄芩的植物学特征与分类检索

一、植物学形态特征

1. 黄芩 香水水草

Scutellaria baicalensis Georgi

唇形科 Labiatae ，黄芩属 *Scutellaria*

多年生草本；根茎肥厚，肉质，径达2cm，伸长而分枝。茎基部伏地，上升，高（15）30～120cm，基部径2.5～3mm，钝四棱形，具细条纹，近无毛或被上曲至开展的微柔毛，绿色或带紫色，自基部多分枝。叶坚纸质，披针形至线状披针形，长1.5～4.5cm，宽（0.3）0.5～1.2cm，顶端钝，基部圆形，全缘，上面暗绿色，无毛或疏被贴生至开展的微柔毛，下面色较淡，无毛或沿中脉疏被微柔毛，密被下陷的腺点，侧脉4对，与中脉上面下陷下面凸出；叶柄短，长2mm，腹凹背凸，被微柔毛。花序在茎及枝上顶生，总状，长7～15cm，常再茎顶聚成圆锥花序；花梗长3mm，与序轴均被微柔毛；苞片下部者似叶，上部者远较小，卵圆状披针形至披针形，长4～11mm，近于无毛。花萼开花时长4mm，盾片高1.5mm，外面密被微柔毛，萼缘被疏柔毛，内面无毛，果时花萼长5mm，有高4mm的盾片。花冠紫、紫红至蓝色，长2.3～3cm，外面密被具腺短柔毛，内面在囊状膨大处被短柔毛；冠筒近基部明显膝曲，中部径1.5mm，至喉部宽达6mm；冠檐2唇形，上唇盔状，先端微缺，下唇中裂片三角状卵圆形，宽7.5mm，两侧裂片向上唇

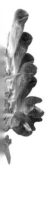

靠合。雄蕊4，稍露出，前对较长，具半药，退化半药不明显，后对较短，具全药，药室裂口具白色髯毛，背部具泡状毛；花丝扁平，中部以下前对在内侧后对在两侧被小疏柔毛。花柱细长，先端锐尖，微裂。花盘环状，高0.75mm，前方稍增大，后方延伸成极短子房柄。子房褐色，无毛。小坚果卵球形，高1.5mm，径1mm，黑褐色，具瘤，腹面近基部具果脐。花期7～8月，果期8～9月（图2-1和图2-2）。

产于黑龙江，辽宁，内蒙古，河北，河南，甘肃，陕西，山西，山东，四川等地，江苏有栽培；生于向阳草坡地、休荒地上，海拔60～1300m（1700～2000m）。俄罗斯东西伯利亚，蒙古，朝鲜，日本均有分布。

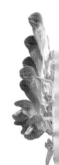

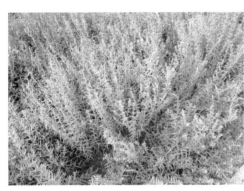
图2-1　黄芩原植物

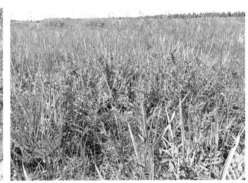
图2-2　黄芩生境

2. 粘毛黄芩　**下巴子（内蒙古固阳），黄花黄芩（东北植物检索表），腺毛黄芩（中国药用植物图鉴）**

Scutellaria viscidula Bge.

唇形科 Labiatae ，黄芩属 *Scutellaria*

多年生草本。根茎直生或斜行，通常粗2.5～4mm，有时可达1.8cm，自上部生

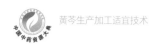

出数茎。茎直立或渐上升，高8～24cm，四棱形，粗0.8～1.2mm，被疏或密、倒向或有时近平展、具腺的短柔毛，通常生出多数伸长而斜向开展的分枝。叶具极短的柄或无柄，下部叶通常具柄，柄长达2mm；叶片披针形、披针状线形或线状长圆形至线形，长1.5～3.2cm，宽2.5～8mm，顶端微钝或钝，基部楔形或阔楔形，全缘，密被短睫毛，上面疏被紧贴的短柔毛或几乎无毛，下面被疏或密生的短柔毛，两面均有多数黄色腺点，侧脉3～4对与中脉在上面凹陷下面凸起。花序顶生，总状，长约4～7cm；花梗长约3mm，与序轴均密被具腺平展短柔毛；苞片下部者似叶，上部者远较小，椭圆形或椭圆状卵形，长4～5mm，密被具腺小疏柔毛。花萼开花时长约3mm，盾片高1～1.5mm，密被具腺小疏柔毛，果时花萼长达6mm，盾片高4mm。花冠黄白或白色，长2.2～2.5cm，外面被疏或密的具腺短柔毛，内面在囊状膨大处疏被柔毛；冠筒近基部明显膝曲，中部径2.5mm，至喉部甚增大，宽达7mm；冠檐2唇形，上唇盔状，先端微缺，下唇中裂片宽大，近圆形，径13mm，两侧裂片卵圆形，宽3mm。雄蕊4，前对较长，伸出，具半药，退化半药不明显，后对较短，内藏，具全药，药室裂口具髯毛；花丝扁平，中部以下具疏柔毛。花柱细长，先端锐尖，微裂。花盘肥厚，前方隆起，后方延伸成长0.5mm的子房柄。子房褐色，无毛。小坚果黑色，卵球形，具瘤，腹面近基部具果脐。花期5～8月，果期7～8月（图2-3）。

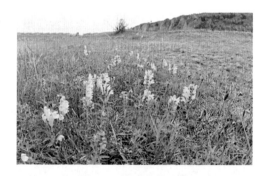

图2-3 粘毛黄芩生境

产于山西北部，内蒙古，河北北部及山东（烟台）；生于海拔700～1400m的砂砾地、荒地或草地。

3. 甘肃黄芩

Scutellaria rehderiana Diels

唇形科 Labiatae，黄芩属 *Scutellaria*

多年生草本；根茎斜行，粗1.5～13mm，上部不分枝或具分枝，自根茎或其分枝顶端生出少数茎。茎弧曲，直立，高12～35cm，基部粗约1～1.5mm，四棱形，沿棱角被下曲的短柔毛，余部近无毛或被疏或密近平展或稍下曲的白色细柔毛，不分枝，稀具短分枝。叶明显具柄，柄长2.8～9（12）mm，腹凹背凸，被下曲或近平展的短柔毛；叶片草质，卵圆状披针形，三角状狭卵圆形至卵圆形，长1.4～4cm，宽0.6～1.7cm，顶端圆或钝，有时微尖，基部阔楔形、近截形至近圆形，全缘，或自下部每侧有2～5个不规则远离浅牙齿而中部以上常全缘，上面被极稀疏的伏毛或散生细柔毛，下面在脉上疏被细柔毛至疏柔毛，边缘密被短睫毛，几无腺点，侧脉4对，与中脉上面稍凹陷下面隆起。花序总状，顶生，长3～10cm；苞片卵圆形或椭圆形，有时倒卵圆形，顶端急尖，基部楔形，长3～8mm，被长缘毛，常带紫色；小苞片针状，长约1mm，具缘毛；花梗长约2mm，与序轴密被具腺短柔毛。花萼开花时长约2.5mm，盾片高约1mm，密被具腺短柔毛。花冠粉红、淡紫至紫蓝，长1.8～2.2cm，外面被具腺短柔毛，内面无毛；冠筒近基部膝曲，向上渐增大；冠檐2唇形，上唇盔状，先端微缺，下唇中裂片三角状卵圆形，宽大，宽1.1cm，先端微缺。雄蕊4，前对较长，具能育半药，

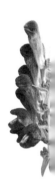

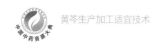

退化半药不明显，后对较短，具全药，药室具髯毛；花丝丝状，下半部具小疏柔毛。花柱细长，先端锐尖，微裂。花盘环状，前方稍隆起。子房无毛。花期5～8月（图2-4至图2-6）。

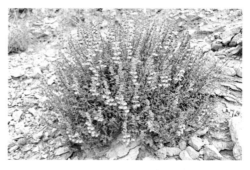

图2-4　甘肃黄芩原植物

产于甘肃，陕西，山西；生于海拔1300～3150m山地向阳草坡。

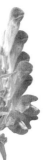

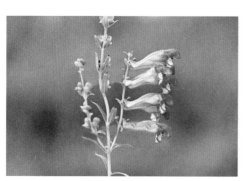

图2-5　甘肃黄芩花及果实

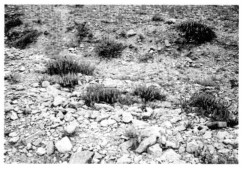

图2-6　甘肃黄芩生境

4. 滇黄芩（原变种）

Scutellaria amoena C. H. Wright var. *amoena*

唇形科 Labiatae，黄芩属 *Scutellaria*

多年生草本；根茎近垂直或斜行，肥厚，径达11mm或以上，上部常分枝，分枝顶端生出1～2茎，下部亦常分叉。茎直立，高12～26（35）cm，锐四棱形，略具四槽，沿棱角被倒向或有近伸展的微柔毛至疏柔毛，不分枝或分枝，常带紫色，中部节间长1.2～2（3.8）cm。叶草质，长圆状卵形或长圆形，茎下部者变小，茎中部以上渐大，长1.4～3.3cm，宽0.7～1.4cm，常对折，顶端圆形或钝，基部圆形或楔形至浅心形，边缘离基以上有不明显的圆齿至全缘，上面绿色下面较淡，上面疏被微柔毛至几乎无毛，下面常沿中脉及侧脉疏被微柔毛至几乎无毛，侧脉3～4对，与中脉上面凹陷下面突起；叶柄长1～2mm，腹凹背凸，被微柔毛。花对生，排列成顶生长5～14cm的总状花序；花梗长3～4mm，与序轴被具腺微柔毛；苞片向上渐小，披针状长圆形，长5～10mm，先端急尖至钝，基部楔形，被微柔毛。花萼开花时长约3mm，常带紫色，被具腺微柔毛，果时长达5mm，盾片开花时高约1mm，果时增大，高达3mm。花冠紫色或蓝紫色，长2.4～3cm，外被具腺微柔毛，内面无毛；冠筒近基部前方微囊大，明显膝曲状，中部宽约2.5mm，向上渐宽，至喉部宽达7mm；冠檐2唇形，上唇盔状，内凹，先端微缺，下唇中裂片近圆形，近全缘，宽达1cm，两侧裂片三角形，宽约3mm。雄蕊4，二强；花丝扁平，下部被小纤毛。花盘肥厚，前方隆起；子房柄短。花柱细长。子房光滑。成熟小坚果卵球形，长1.25mm，宽约1mm，黑色，具瘤，腹面近基部具一果脐。花期5～9月，果期7～10月（图2-7和图2-8）。

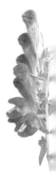

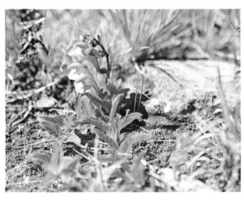 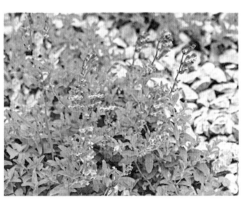

图2-7　滇黄芩原植物　　　　　　　　　图2-8　滇黄芩

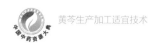

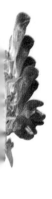

产于云南中南部、中部至西北部，四川南部及贵州西北部；生于海拔1300～3000m的云南松林下草地中。

5. 丽江黄芩　小黄芩（芪）（丽江）

Scutellaria likiangensis Diels

唇形科 Labiatae，黄芩属 *Scutellaria*

多年生草本；根茎横行或斜行，肥厚，径2～12mm，内部黄色，常分叉。茎高20～36cm，直立，多数，自根茎顶端生出，褐紫色，四棱形，被倒向小疏柔毛，不分枝，茎中部节间长1.8～3.6cm。叶坚纸质，椭圆状卵圆形或椭圆形，下部者较小，长1.3～3cm，宽0.6～1.5cm，先端圆钝，有时微缺，边缘大多在中部或中部以上有很不明显的圆齿状锯齿或至近全缘，上面绿色下面较淡，上面被稀疏的紧贴的小疏柔毛或几乎无毛，下面密被凹腺点，沿脉疏被小疏柔毛，侧脉约4对，与中脉上面凹陷下面突出；叶柄极短或近无柄，长0～1.5mm。花对生，在茎顶排列成顶生长6.5～12cm的总状花序；花梗长2～3mm，与序轴密被平展具腺微柔毛；苞片下部者似茎叶，但较小而变狭，长1.2～1.6cm，上部者变小，披针状卵圆形或卵圆形，长3.5～10mm，全缘，两面均密被具腺微柔毛。花萼开花时长3mm，外密被具腺微柔毛，常带紫色，内面无毛，果时长5.5mm，盾片花时半圆形，平展，高1.5mm，果时竖立，反折，高3mm。花冠黄白色、黄色至绿黄色，常染粉紫斑或条纹，长2.6～3cm，外密被具腺微柔毛，内面无毛；冠筒近基部前方囊状膨大，几乎成直角膝曲，中部宽约2.8mm，至喉部宽约6mm；冠檐2唇形，上唇盔状，内凹，先端微缺，下唇中裂片近圆形，宽达8mm，两侧裂片卵圆形，宽2.5mm。雄蕊4，二强；花丝扁平，下部被小纤毛。花盘肥厚，前方隆起；子房柄短。花柱细长。子房光滑。成熟小坚果卵圆形，长1.75mm，径1.25mm，黑褐色，具瘤，腹面中央具一果脐。花期6～8月；果期8～9月（图2-9）。

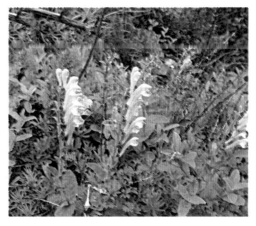

图2-9　丽江黄芩

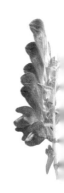

产于云南西北部；生于海拔2500～3100m山地干燥灌丛或草坡上。

6. 连翘叶黄芩（原变种）　黄芩，魁芩，条芩，子芩，土大芩（四川）

Scutellaria hypericifolia Levl. var. *hypericifolia*

唇形科 Labiatae，黄芩属 *Scutellaria*

多年生草本；根茎肥厚，粗达2cm，顶端多头。茎多数近直立或弧曲上升，高10～30cm，四棱形，基部粗1.2～2mm，沿棱角上疏被白色平展疏柔毛，其余部分几无毛，在节上被小髯毛，常带紫色，大多不分枝，有时有少数短分枝。叶具短柄或近无柄，柄长1～2mm，背凸，疏被白色疏柔毛；叶片草质，大多数卵圆形，在茎上部者有时为长圆形，长2～3.4cm，宽0.7～1.4cm，顶端圆形或钝，稀微尖，基部大多圆形或宽楔形，但在茎上部者有时楔形，边缘全缘或偶有微波状，稀生少数不明显的浅齿，上面绿色，疏生疏柔毛，下面色较淡，常带紫色，有多数浅凹腺点，主要沿中脉及侧脉上被疏柔毛，边缘具缘毛。侧脉3～4对，与中脉在上面凹陷下面多少凸起而变白色，在叶缘内方消失。花序总状，长6～15cm；花梗长2.5～3mm，与序轴均疏被白色平展疏柔毛；苞片下部者似叶，其余的远变小，卵形，顶端急尖，长7～15mm，下面常呈紫色，全缘，被缘毛。花萼开花时长约3mm，绿紫色，有时紫色，外面被疏柔毛及黄色腺点，盾片高约1mm，果时花萼长6mm，盾片高3mm。花冠白、绿白至紫、紫蓝色，长2.5～2.8cm，外面疏被短柔毛，内面在膝曲处及上唇片被短柔毛；冠筒长1.8～2.1cm，基部膝曲，直径约2mm，渐向喉部增大，至喉部径达6mm；冠檐2唇形，上唇盔状，内凹，先端微缺，下唇中裂片三角状卵圆形，近基部最宽，宽达9mm，先端微凹，2侧裂片与上唇片高度靠合，宽约2.5mm。雄蕊4，前对较长，具半药，退化半药不明显，后对较短，具全药，药室具髯毛；花丝扁平，下半部被微柔毛。花柱细长，先端锐尖，微裂。花盘环状，肥厚，前方微隆起；子房柄很短，基部具黄色腺体。小坚果卵球形，长2mm，宽1.5mm，黑色，有基部隆起的乳突，腹面近基部有一细小果脐。花期6～8月，果期8～9月（图2-10）。

产于四川西部；生于海拔（900）2600～3200（4000）m的山地草坡上，有时见于高山栎林林缘。

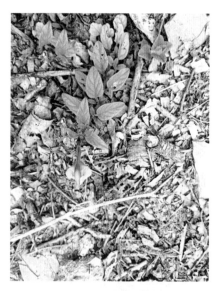

图2-10　连翘叶黄芩

7. 韧黄芩（原变种）

Scutellaria tenax W. W. Smith var. *tenax*

唇形科 Labiatae，黄芩属 *Scutellaria*

多年生草本；根茎匍匐，具密集的纤维状须根。茎高约3.6cm，直立，四棱形，基部粗约1.5mm，具细条纹，被向下曲的短柔毛但在棱角上较密集，上部具分枝或有时不分枝。叶膜质至草质，三角形或三角状卵圆形，长1.5～3cm，宽1.1～2.4cm，先端急尖，基部截状楔形，边缘有缺刻状牙齿或浅牙齿，上面沿中脉及边缘被短柔毛余无毛，下面散布短柔毛，两面均具腺点，侧脉3对，与中脉两面稍突出；叶柄长0.5～1.8cm，腹面具沟，密被向下曲的短柔毛。花对生，在茎及花枝顶上排列成长5～9cm的总状花序；花梗长2～3mm，与序轴密被具腺微柔毛及短柔毛；苞片卵圆形、菱形或匙形，长3～4mm，两面疏被短柔毛，边缘具小纤毛。花萼开花时长约2mm，被具腺微柔毛及短柔毛，果时长达4mm，盾片开花时高1mm，果时高2mm。花冠蓝色，长1.2～1.3cm，外面疏被微柔毛，内面无毛；冠筒"之"字形，短而粗壮，长约5～6mm，前方近基部膝曲状，喉部宽约4mm；冠檐2唇形，上唇盔状，长圆形，顶端微缺，下唇中裂片宽大，长圆状宽卵圆形，宽达7mm，顶端微缺，基部略收缩，两侧裂片三角形，宽约3mm。雄蕊4，二强；花丝扁平，中部以下被小纤毛。花盘肥厚，前方隆起；子房柄短。花柱细长。子房无毛，光滑。小坚果卵圆形，深栗色，长约1mm，径约0.7mm，具瘤，腹面近基部具一果脐。花期8月，果期8月以后。

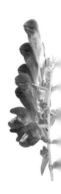

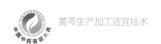

产于云南西北部、东北部，四川西南部；生于海拔1500～2600m山间潮湿处、溪边、草地、灌丛或林中。

二、植物学分类检索

1. 黄芩属

Scutellaria Linn.

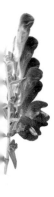

多年生或一年生草本，半灌木，稀至灌木，匍地上升或披散至直立，无香味。茎叶常具齿，或羽状分裂或极全缘，苞叶与茎叶同形或向上成苞片。花腋生、对生或上部者有时互生，组成顶生或侧生总状或穗状花序，有时远离而不明显成花序。花萼钟形，背腹压扁，分2唇，唇片短、宽、全缘、在果时闭合最终沿缝合线开裂达萼基部成为不等大两裂片，上裂片脱落而下裂片宿存，有时两裂片均不脱落或一同脱落，上裂片在背上有一圆形、内凹、鳞片状的盾片或无盾片而明显呈囊状突起。冠筒伸出于萼筒，背面成弓曲或近直立，上方趋于喉部扩大，前方基部膝曲呈囊状增大或成囊状距，内无明显毛环，冠檐2唇形，上唇直伸，盔状，全缘或微凹，下唇中裂片宽而扁平，全缘或先端微凹，稀浅4裂，比上唇长或短，2侧裂片有时开展，与上唇分离或靠合，稀与下唇靠合。雄蕊4，二强，前对较长，均成对靠近延伸至上唇片之下，花丝无齿突，花药成对靠近，后对花药具2室，室分明且多少锐尖，前对花药由于败育而退化为一室，室明显或不明显，药室裂口均具髯毛。花盘前方常呈指状，后方延伸成直伸或弯曲柱状子房柄。花柱先端锥尖，不相等2浅裂，后裂片甚短。小坚果扁球形或卵圆形，背腹面不明显分化，具瘤，被毛或无毛，有时背腹面明显分化，背面具瘤而腹面具刺状突起或无，亦道面上有膜质的翅或无。

黄芩属约300多种，世界广布，但热带非洲少见，非洲南部全无。我国有102种，本属植物多入药。

黄芩基原植物及其近缘植物分类检索表

1 花萼上无盾片，但上方明显囊状突起（囊萼黄芩亚属Subg. Anaspis (Reching. f.) Juz.）

　　…………………………………………… **藏黄芩 *Scutellaria tibetica* C. Y. Wu et H. W. Li**

1 花萼上具盾片。

　2 小坚果背腹面不明显分化，具瘤，无毛或被毛（黄芩亚属Subg. Scutellaria Linn.）。

　　3 苞叶草质，多少与茎叶同形，变小至苞片状，常具柄；花不密集。

　　　4 花组成顶生背腹向的总状花序，特别在上部者互生；苞片细小，草质（异花黄

　　　　芩组Sect. Heteranthesia Benth.）…… **异色黄芩 *Scutellaria discolor* Wall. ex Benth**

　　　4 花均对生，组成各式花序。

　　　　5 花组成顶生间有腋生背腹向的总状花序；苞叶小，与茎叶不同，或向上渐小，

　　　　　下部者与茎叶同形（顶序黄芩组Sect. Stachymacris A. Hamilt.）。

　　　　　6 茎叶明显具柄，常较宽，长宽几相等或长为宽的2倍左右，边缘大都具齿稀

　　　　　　至近全缘；花小至大型，大多中等大型；苞片小，全缘，具较短柄，与茎

　　　　　　叶极不

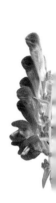

同；较大的半灌木至直立的草本，稀上升草本，根茎不肥大（宽叶黄芩亚组Subsect. Peregrinae Boiss.）。

    7 花中等大至大型，长在1cm以上。

      8 冠筒直伸，不呈之字形弯曲。

        9 茎叶近革质，稀坚纸质，离基1/3以上具波状浅齿至近全缘；花大型，长（1.5）

          2～3cm；高大或伏地木质化草本至半灌木（爪哇黄芩系Ser. Javanicae C. Y. Wu）。

         10 叶小，长不及2cm，卵圆形至圆卵形，上而具皱纹，脉纹十分凹陷，被糙毛

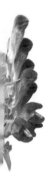

            状硬毛，下面脉纹突出，密被淡黄微柔毛；岩生伏地草本⋯⋯⋯⋯⋯⋯⋯⋯

            ⋯⋯⋯⋯⋯⋯⋯⋯⋯⋯⋯⋯⋯⋯⋯⋯⋯**伏黄芩 *Scutellaria playfairi* Kudo**

         10 叶较大，不具皱纹；高大直立草本至半灌木。

          11 序轴及花梗近无毛或被细短柔毛，但绝无腺毛。

           12 叶片卵圆形至近圆形，先端变锐尖、急尖或钝；花乳白或白色带紫。

            13 花序多花，十分伸长，果时长达13cm；苞片狭长圆形至狭披针形，宽

              0.5～1mm；叶卵圆形，长1.2～3.2cm，宽0.8～2cm，边缘具2～4对钝

              牙齿 ⋯⋯⋯⋯⋯⋯⋯⋯⋯⋯⋯⋯⋯⋯**吕宋黄芩 *Scutellaria luzonica* Rolfe**

            13 花序少花，不十分伸长，花时长约6cm；苞片卵状披针形至披针形，

              宽2.5 mm以上。

              14 叶片小，卵圆形，长2～3.8cm，宽1～2.2cm，先端变锐尖，两面近无

                毛，边缘疏生3～4对圆齿，侧脉2对；花序疏花；花远离，长1.6cm；

                花萼大，长达5mm ⋯⋯⋯**少脉黄芩 *Scutellaria oligophlebia* Merr. et Chun**

14 叶片较大，宽卵圆形至近圆形，长2.5～5cm，宽1.8～4.3cm，先端钝或急尖，上

面疏被极细微柔毛，下面密被微柔毛，边缘具4～6对波状圆齿，侧脉3对；花序

密花，花靠近，长2cm；花萼小，长2.8mm ··································

···························· 海南黄芩 *Scutellaria hainanensis* C. Y. Wu

12 叶片卵圆形，卵圆状披针形至椭圆状披针形，先端渐尖至尾状渐尖；花暗紫至

蓝色。

15 高大草本，高达1m；叶缘具（4）6～8对波状浅牙齿；花大，暗紫，长达3.1cm

···························· 爪哇黄芩 *Scutellaria javanica* Jungh.

15 较矮草本，高约30cm或以上；叶缘具3～4对波状浅锯齿；花较小，蓝色，长

约2.5cm ···················· 蓝花黄芩 *Scutellaria formosana* N. E. Brown

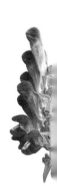

11 序轴及花梗均被腺毛。

16 茎叶近无柄或具短柄，柄长0～4mm，茎叶自茎基部向上变大，下部者细小，

圆形至卵圆形，长常不及1cm，中部以上者卵圆状披针形至披针形，最上部

者最大，长4～8cm，宽1.5～3.5cm 缙云黄芩 *Scutellaria tsinyunensis* C. Y. Wu

et S. Chow

16 茎叶均明显具柄，柄长在7mm以上。

17 叶较小，椭圆形，椭圆状卵圆形，倒卵圆形至近圆形，长2～8cm，宽

1.3～3cm，先端钝、浑圆至急尖，基部楔形至圆形，基部明显三出脉

···························· 钝叶黄芩 *Scutellaria obtusifolia* Hemsl.

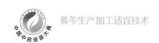
17 叶较大，椭圆形至倒卵状椭圆形，先端急尖。短渐尖至渐尖，绝不钝至浑圆，基部

　　楔形稀至圆形，基部不三出脉。

　　18 茎、叶柄呈水红色……………………………… **红茎黄芩** *Scutellaria yunnanensis* **Lévl.**

　　18 茎、叶柄不呈水红色。

　　　　19 叶脉十分网状，网脉两面明显隆起 ……………………………………………

　　　　……………… **显脉黄芩** *Scutellaria reticulata* **C. Y. Wu et W. T. Wang**

　　　　19 网脉不明显隆起。

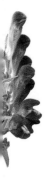

　　　　　　20 茎叶两面疏被但下面较密被短柔毛；苞片线形，两面被小柔毛，比花梗短；

　　　　　　花较大，长2.6～2.9cm，花冠下唇中裂片三角状卵圆形，两侧裂片卵圆形，子

　　　　　　房柄长0.5mm……………… **毛叶黄芩** *Scutellaria mollifolia* **C. Y. Wu et H. W. Li**

　　　　　　20 茎叶下面无毛；苞片宽大，椭圆形，比花梗长；花较小，长约2.2cm，花冠

　　　　　　下唇中裂片宽大，两侧裂片三角形，子房柄不明显 ………………………

　　　　　　………………… **西畴黄芩** *Scutellaria sichourensis* **C. Y. Wu et H. W. Li**

9 茎叶膜质、草质至坚纸质，绝不近革质，边缘明显具齿，绝不至近全缘；花中等大

　型，长多在1.4～2cm，稀较小及较大；矮小、中等大至高大直立、上升、蔓性及披散

　草本，不为木质化。

　　　21 中等大至高大直立或蔓性草本（紫花黄芩系Ser. Violaceae C. Y. Wu）。

　　　　22 茎近无毛或被极细的短柔毛或微柔毛。

　　　　　　23 叶干时两面变黑色或深紫黑色，上面沿中脉被小糙伏毛，余部散布

白色具节糙伏毛，下面无毛或近于无毛。

24 叶卵圆形，茎中部者长6～7cm，宽3.2～3.5cm，先端急尖，基部宽楔形；花大，

纤细，长2.3cm ·······················变黑黄芩 *Scutellaria nigricans* C. Y. Wu

24 叶心形，茎中部者长3～5.5cm，宽2.7～3.8cm，先端钝，基部心形；花小，长

1.4～1.6cm ···················· 黑心黄芩 *Scutellaria nigrocardia* C. Y. Wu et H. W. Li

23 叶干时绿色或下面带紫色，两面无毛或近无毛或被另一利毛被。

25 叶基多少呈心形，边缘具整齐的圆齿；花红色至淡紫色。

26 花长2.7cm；冠筒基部囊状突起不明显；花萼近无毛；序轴密被极细的短柔

毛····················· 文山黄芩 *Scutellaria wenshanensis* C. Y. Wu et H. W. Li

26 花长2或2.3cm；冠筒基部囊状突起明显；花萼被极短柔毛或具腺微柔毛；序

轴密被具腺微柔毛。

27 花长2.3cm；茎密被微柔毛；叶膜质，叶柄长1.5～3.5cm，被毛同茎·······

····················赤水黄芩 *Scutellaria chihshuiensis* C. Y. Wu et H. W. Li

27 花长2cm；茎近无毛至无毛；叶坚纸质，叶柄长0.4～2cm；有时超过2cm，

近无毛或无毛同茎····················· 紫苏叶黄芩 *Scutellaria coleifolia* Lévl.

25 叶基宽楔形至圆形，不呈心脏形，边缘浅牙齿或牙齿状锯齿；花淡黄白色或紫

蓝色。

28 花淡黄白色；花萼全面被短柔毛；茎全长沿棱角及节上被下曲短柔毛

····················· 安徽黄芩 *Scutellaria anhweiensis* C. Y. Wu

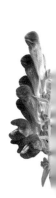

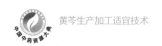

28 花紫蓝色；花萼仅沿脉及边缘疏被短柔毛；茎中部以下几无毛，中部以上沿棱角及

　　节上略被向上紧贴先端下曲短柔毛 ········ 浙江黄芩 *Scutellaria chekiangensis* **C. Y. Wu**

22 茎多少密被单毛或具节毛。

　　29 花冠基部前方成长约2.5mm向下延伸的囊距 ···································

　　　　·················· 囊距黄芩 *Scutellaria calcarata* **C. Y. Wu et H. W. Li**

　　29 花冠基部前方囊状增大明显或不明显，但绝不成囊距。

　　　　30 叶基主为圆形或有时带浅心形。

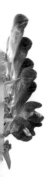

　　　　　　31 叶宽卵圆形，较大，长4~7.5cm，边缘具粗大有时双重的圆齿或粗大圆齿状

　　　　　　　锯齿。

　　　　　　　32 叶先端钝，基部圆形至浅心形，边缘具粗大有时双重的圆齿，上面疏被下

　　　　　　　　面密被疏柔毛；叶柄密被平展疏柔毛 ····························

　　　　　　　　············· 粗齿黄芩 *Scutellaria grossecrenata* **Merr. et Chun**

　　　　　　　32 叶先端钝尖，基部宽楔形至圆形，边缘有粗大圆齿状锯齿，齿尖具胼胝体，

　　　　　　　　两面沿脉上密生余部疏生短硬毛；叶柄密被微柔毛 ················

　　　　　　　　············· 荨麻叶黄芩 *Scutellaria urticifolia* **C. Y. Wu et H. W. Li**

　　　　　　31 叶披针状长圆形至披针状卵圆形或卵圆形，但均较小，边缘具不规则近于双

　　　　　　　重的锯齿或具整齐的圆齿。

　　　　　　　33 叶披针状长圆形至披针状卵圆形，长3~6cm，宽1~2cm，边缘具不规则

　　　　　　　　近于双重的锯齿；花小，长约1.5cm ········ 散黄芩 *Scutellaria laxa* **Dunn**

33　叶卵圆形，长1.7～4cm，宽0.8～2.5cm，边缘具整齐的圆齿；花较大，长（2）

2.6～2.9cm ······················ **长管黄芩** *Scutellaria macrosiphon* **C. Y. Wu**

30　叶基明显心脏形。

34　茎密被上曲短柔毛·················· **龙头黄芩** *Scutellaria meehanioides* **C. Y. Wu**

34　茎多少密被平展毛被。

35　花小而纤细，长1～1.2cm；叶卵圆形至长圆状卵圆形；簇生须根中部肥大**小**

紫黄芩 *Scutellaria microviolacea* **C. Y. Wu**

35　花较大，长1.6～1.8cm；叶心脏形或三角状卵圆形；簇生须根不肥大。

36　叶较大，三角状卵圆形茎中部者长达6cm，宽4cm，先端急尖，基部心形至

近截形，边缘具间有双重的圆齿状锯齿，两而密被微柔毛；全株各部密被平

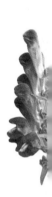

展混生腺毛的微柔毛 ········ **莸状黄芩** *Scutellaria caryopteroides* **Hand.-Mazz.**

36　叶较小，心形，长1～2.5cm，宽1～3cm，先端急尖至钝尖，基部心形，

边缘具整齐的圆齿，两面密被糙伏毛；全株各部被平展白色短硬毛 ·······

······················ **紫心黄芩** *Scutellaria purpureocardia* **C. Y. Wu**

21　通常矮小上升或披散草本（韩信草系 Ser. Indicae Juz.）。

37　叶椭圆形，宽卵圆形，三角状宽卵圆形，心状卵圆形至圆卵圆形，先端

钝至圆形，边缘具整齐的圆齿。

38　具匍匐茎多少抽葶状草本；叶初时如莲座状排列，以后伸长呈交互对生

······················ **偏花黄芩** *Scutellaria tayloriana* **Dunn.**

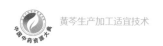

38 非抽葶状具根茎草本；叶明显茎生。

39 叶上面无毛，下面沿脉上具极细的短柔毛外，余无毛……………………

………………………………………… 光紫黄芩 *Scutellaria laeteviolacea* **Koidz.**

39 叶两面均被毛。

40 叶较大，茎中者长宽4~6cm，两面密被蜷曲状具节疏柔毛，边缘具规则的波状粗

圆齿；顶生花序十分伸长，长达16cm …… 淡黄黄芩 *Scutellaria lutescens* **C. Y. Wu**

40 叶较小，茎中部者长宽在2~2.6cm，两面密被微柔毛、糙伏毛或平展具节长柔

毛，边缘具细圆齿；顶生花序通常长4~8cm，偶达12cm ……………………

………………………………………………… 韩信草 *Scutellaria indica* **L.**

37 叶通常卵圆形，三角状卵圆形至菱状卵圆形，先端急尖至钝，边缘具牙齿或牙齿状

锯齿。

41 茎及叶柄被平展具节的小硬毛；叶菱状卵圆形或卵圆形，长1.5~3.5cm，宽

0.9~1.5cm，基部楔状截形 ……… 台湾黄芩 *Scutellaria taiwanensis* **C. Y. Wu**

41 茎及叶柄被上曲短柔毛或小柔毛。

42 叶较大，长5~10cm，宽3~7cm，膜质，两面疏被贴伏小柔毛，边缘具粗

大远离牙齿；花冠筒纤细，下唇中裂片较两侧裂片宽达4倍 ………………

………………………………… 大叶黄芩 *Scutellaria megaphylla* **C. Y. Wu et H. W. Li**

42 叶较小，草质至近坚纸质，若膜质则近于无毛，边缘具细小牙齿或牙齿状锯齿。

43 花冠细小，长1~1.4cm。

44 叶三角状卵圆形或卵圆形，长1.5~3.2cm，宽1.2~2.4cm，先端急尖或钝，基部

近截、圆形或有时为浅心形 ···

·· 假韧黄芩 *Scutellaria pseudotenax* C. Y. Wu et C. Chen

44 叶狭卵圆形至狭三角状卵圆形，长1.3~3cm，宽0.8~1.4cm，先端急尖，基部宽

楔形至近截形·································英德黄芩 *Scutellaria yingtakensis* Sun

43 花冠较大，长1.8~2.2（2.5）cm。

45 叶卵圆形或菱状卵圆形，先端锐尖，基部楔形至近圆形，边缘在基部1/3以上

具钝牙齿或粗圆齿·················· 永泰黄芩 *Scutellaria inghokensis* Metcalf

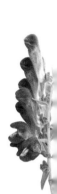

45 叶卵圆形或三角状卵圆形，先端锐尖至钝，基部截形、截状楔形或圆形，边缘

具钝牙齿或缺刻状牙齿·····················京黄芩 *Scutellaria pekinensis* Maxim.

8 冠筒呈之字形弯曲（大姚黄芩系Ser. Tenianae C. Y. Wu et H. W. Li）。

46 植株各部极密被平展或向上曲的灰至淡黄色的长硬毛·····················

·· 毛茎黄芩 *Scutellaria mairei* Lévl.

46 植株各部非被上述的毛被。

47 茎叶小，三角形或三角状卵圆形，长1.5~3cm，宽1.1~2.4cm，边缘有缺

刻状牙齿或浅牙齿·····················韧黄芩 *Scutellaria tenax* W. W. Smith

47 茎叶中等大，卵圆形至卵圆状心形，边缘有规则的细圆齿。

48 茎、叶被白色短柔毛；花大，玫瑰红色，长达2.3cm ·····················

················· 大坪子黄芩 *Scutellaria tapintzeensis* C. Y. Wu et H. W. Li

48 茎、叶被白色疏柔毛；花较小，蓝紫色，长1.2～1.5cm··

··································**大姚黄芩 *Scutellaria teniana* Hand.-Mazz.**

7 花小型，长不及1cm（柔弱黄芩系Ser. Tenerae C. Y. Wu et H. W. Li）。

49 叶草质，三角形，长0.7～1.7cm，宽0.8～1.8cm，上面散布下面沿中脉及侧脉

上疏被余部极疏被糙伏毛 ··································

··································**天全黄芩 *Scutellaria tienchuanensis* C. Y. Wu et C. Chen**

49 叶膜质，狭三角状卵圆形至长圆形，长1.3～3cm，宽0.8～3.2cm，两面疏被白

色具节疏柔毛··································**柔弱黄芩 *Scutellaria tenera* C. Y. Wu et H. W. Li**

6 茎叶近无柄或具短柄，常狭长，长为宽的2倍以上，边缘具牙齿状锯齿、圆齿至全缘；

花大型；苞片多少类似茎叶，向上渐小；直立或上升直立多年生草本，根茎常肥大增

粗（狭叶黄芩亚组Subsect. Angustifoliae Benth.）。

50 叶明显具远离的牙齿状锯齿（大齿黄芩系Ser. Macrodontae C. Y. Wu et H. W. Li）。

51 叶膜质，长圆形，长3～5.5cm，宽1.3～2cm，先端急尖，基部截状浅心脏

形，上面疏被白色长硬毛至近无毛，下面沿中脉及侧脉上疏被白色长硬毛

余部无毛··································**喜荫黄芩 *Scutellaria sciaphila* S. Moore**

51 叶坚纸质，长圆状卵圆形至长披针形，长2～4cm，宽0.8～1.4cm，先端急尖，基部

圆形至截形，两面被微柔毛 ··········**大齿黄芩 *Scutellaria macrodonta* Hand.-Mazz.**

50 茎叶具圆齿或圆齿状锯齿至近全缘或全缘。

52 茎叶多少具圆齿或圆齿状锯齿（丽江黄芩系Ser. Likiangenses C. Y. Wu）。

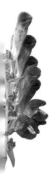

53 花冠黄白、黄色至绿黄色，常染淡紫斑或条纹⋯⋯⋯**丽江黄芩** *Scutellaria likiangensis* **Diels**

53 化冠紫色或紫蓝色。

 54 花小，长在2cm以下 ⋯⋯⋯⋯⋯⋯ **中甸黄芩** *Scutellaria chungtienensis* **C. Y. Wu**

 54 花长在2cm以上。

  55 茎及叶均极密被白色平展疏柔毛；叶宽卵圆形至长圆形，边缘明显具圆齿状锯

   齿；花中等大（长2～2.5cm）至大型（长3～3.7 cm）⋯⋯⋯⋯⋯⋯⋯⋯

   ⋯⋯⋯⋯⋯⋯⋯⋯⋯⋯⋯⋯⋯⋯ **灰岩黄芩** *Scutellaria forrestii* **Diels**

  55 茎及叶近无毛至被倒向或近平展的微柔毛或疏柔毛；叶长圆形，常对折，边

   缘离基部以上有不明显的圆齿至全缘；花中等大（长2.4～3cm）⋯⋯⋯⋯

   ⋯⋯⋯⋯⋯⋯⋯⋯⋯⋯⋯⋯ **滇黄芩** *Scutellaria amoena* **C. H. Wright**

52 茎叶明显全缘或近全缘（黄芩系Ser. Baicalenses C. Y. Wu et H. W. Li）。

  56 茎叶异形，下部茎叶较密集，卵圆状披针形至卵圆形，上部茎叶远离，线

   形，长1～2.1cm，宽2.2～5.5（7）mm⋯⋯⋯⋯⋯⋯⋯⋯⋯⋯⋯⋯⋯

   ⋯⋯⋯⋯⋯⋯⋯⋯⋯ **直萼黄芩** *Scutellaria orthocalyx* **Hand.-Mazz.**

  56 茎叶同形，上部茎叶渐变小。

   57 茎被疏或密的倒向或有时近平展的但常具腺的短柔毛；叶两面具多数黄色腺点

   ⋯⋯⋯⋯⋯⋯⋯⋯⋯⋯⋯⋯ **粘毛黄芩** *Scutellaria viscidula* **Bge.**

   57 茎近无毛或被上曲或平展短柔毛，但毛上均不具腺；叶两面无凹腺点或仅

    下面有凹腺点。

27

58 叶下面有凹腺点。

59 通常高大草本，高（1.5）30～120cm；茎近无毛或被上曲或平展短柔毛；茎叶

披针形至线状披针形，长1.5～4.5cm，宽（0.25）0.5～1.2cm；总状花序在茎及

分枝上顶生，因而植株上部明显聚成圆锥花序 ···

··· 黄芩 *Scutellaria baicalensis* Georgi

59 通常较矮小草本，高10～30cm；茎沿棱角上疏被白色平展疏柔毛，余部几无

毛，在节上被髯毛；茎叶大多卵圆形，有时上部者长圆形，长2～3.4cm，宽

0.7～1.4cm；总状花序在茎上顶生，不聚成圆锥花序 ···

····································· 连翘叶黄芩 *Scutellaria hypericifolia* Lévl.

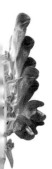

58 叶下面无凹腺点。

60 茎无毛；叶狭卵圆形，长4～5cm，宽1～2cm，全缘，无毛；花白淡黄色 ······

································· 白花黄芩 *Scutellaria spectabilis* Pax et Hoffm.

60 茎沿棱角被下曲的短柔毛余部近无毛，或全面被或疏或密的平展或稍下曲的

白色细柔毛；茎叶卵圆状披针形、三角状狭卵圆形至卵圆形，长1.4～4cm，宽

0.6～1.7cm，全缘或自下部每侧具2～5个不规则远离的浅牙齿而中部以上常全

缘；花粉红、淡紫至紫蓝色·················· 甘肃黄芩 *Scutellaria rehderiana* Diels

5 花序非全然顶生。

61 花主要组成腋生总状花序；苞叶退化成苞片状，或与茎叶同形；多分枝草本

（腋序黄芩组Sect. Maschalostachys Benth.）。

62　花腋生或于腋生花枝苞叶腋内着生，不明显紧缩呈腋生总状花序；苞叶与茎叶同形，

渐次变小至苞片状。

63　植株多分枝，分枝全然能育，叶腋内具单花或具短小花枝，全株外貌俨如构成一圆

锥花序；叶狭长，卵圆状披针形至线状披针形（裂叶黄芩系 Ser. Incisae C. Y. Wu）。

64　花较大，长2cm；叶近于菱形的卵圆状披针形，边缘在离基部1/3以上具尖锐的牙齿

·· **裂叶黄芩 *Scutellaria incisa* Sun ex C. H. Hu**

64　花较小，长1.3cm；叶线状披针形，边缘在中部以上每侧疏生1～2个不明显的波

状圆齿·························· **两广黄芩 *Scutellaria subintegra* C. Y. Wu et H. W. Li**

63　植株少分枝，分枝不全然能育，全株因而不明显构成一圆锥花序；叶较宽，通常卵

圆形。

65　花枝十分伸长，花生于叶腋内；苞叶与茎叶同形，变小（腋花黄芩系Ser.

Axilliflorae C. Y. Wu）。

66　叶两面近于无毛或极疏被短柔毛。

67　叶较小，长1.2～2.5cm，宽0.7～2.1cm，两面多少被短柔毛，均有黄色小腺

点，边缘每侧具1～3粗圆齿；花紫色或紫蓝色，着生在多少紧缩的花枝上

····································· **腋花黄芩 *Scutellaria axilliflora* Hand.-Mazz.**

67　叶较大，在茎下部者长达6.2cm，宽约3cm，两面近无毛，下面散生猩红

色腺点，边缘疏离波状圆齿；花淡黄色，着生在多少伸长的花枝上·········

·························· **罗甸黄芩 *Scutellaria lotienensis* C. Y. Wu et S. Chow**

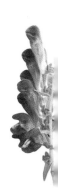

66 叶两面被小硬毛、糙伏毛或疏柔毛。

68 茎密被伸展白色稍柔软的长硬毛。

69 少分枝草本；叶宽三角状卵圆形至宽卵圆形，基部大多心形，无皱；总状花序长4～11cm；花萼盾片果时不明显增大，扁圆形，长2.5mm，宽4mm；花冠内面略被毛且具毛环……**屏边黄芩** *Scutellaria pingbienensis* C. Y. Wu et H. W. Li

69 多分枝半灌木；叶卵圆形或圆状卵圆形，基部宽楔形至圆形，绝不呈心形，微皱；茎枝上部总状花序十分延长，长7～27cm；花萼盾片果时十分增大，近圆形，长宽约5mm；花冠内面无毛…………**瑞丽黄芩** *Scutellaria shweliensis* W. W. Smith

68 茎被上曲或倒向微柔毛、短柔毛至小硬毛。

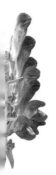

70 叶小，长0.9～2.2cm，宽0.4～1.4cm，边缘每侧具2～3个圆齿…………………………………………………**南粤黄芩** *Scutellaria wongkei* Dunn

70 叶较大，边缘具多数圆齿。

71 花枝多少缩短，长10cm以下，中上部具花序；叶三角状卵圆形，边缘具粗大有时双重的圆齿…………**湖南黄芩** *Scutellaria hunanensis* C. Y. Wu

71 花枝十分伸长，长10cm以上，顶端具花序；叶卵圆形，边缘具整齐的圆齿。

72 茎生叶较小，长2～5cm，宽1.5～3cm，基部楔形、圆形至截形，绝不呈心形，两面疏被具节小糙伏毛；茎疏被微柔毛 …………………………………………………………**竹林黄芩** *Scutellaria bambusetorum* C. Y. Wu

72 茎生叶较大, 长6.5～7cm, 宽4～4.6cm, 基部呈心形, 两面密被疏柔毛; 茎密被倒

向淡黄色短柔毛 ·························· **祁门黄芩 *Scutellaria chimenensis* C. Y. Wu**

65 花枝缩短, 腋生, 下部花枝稍伸长, 仅上部具花, 上部花枝十分短小, 全具花; 苞叶

渐变小至苞片状 (岩藿香系Ser. Franchetianae C. Y. Wu et H. W. Li)。

74 花冠下唇中裂片呈蝶形相等4小裂。

75 茎明显具翅, 除节外极无毛; 叶小, 长1.5cm, 宽1.2cm ·······················

··········· **巍山黄芩 *Scutellaria weishanensis* C. Y. Wu et H. W. Li**

75 茎无翅, 被白色微柔毛至疏柔毛; 叶较大, 茎中部者长4cm, 宽2.6cm ········

·················· **四裂花黄芩 *Scutellaria quadrilobulata* Sun**

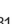

74 花冠下唇中裂片近全缘或微缺, 不呈蝶形相等4小裂。

76 叶全缘或近全缘, 或每侧于中下部具3～4大牙齿而上部极全缘。

77 叶卵圆形至卵圆状披针形, 长1.5～3 (4.5) cm, 宽1～2 (2.5) cm, 先端渐尖

至尾状渐尖, 边缘每侧具3～4大牙齿而上部极全缘; 花大, 长达2.5cm, 冠筒

中部宽1.5mm, 向上渐宽, 至喉部宽5mm ·····························

··········· **岩藿香 *Scutellaria franchetiana* Lévl.**

77 叶同上, 较小, 钝头, 全缘或极不明显具圆齿; 花较小, 冠筒极纤细

·················· **狭管黄芩 *Scutellaria stenosiphon* Hemsl.**

76 叶缘明显具圆齿或锐锯齿至粗大双重锐锯齿。

78 茎近无毛或沿棱角上密生白色贴伏疏柔毛余无毛; 叶缘具圆齿或粗大双重

锐锯齿 ··· **峨眉黄芩** *Scutellaria omeiensis* C. Y. Wu

78 茎密被上曲微柔毛或蜷曲疏柔毛；叶缘具整齐圆齿状粗锯齿或锐锯齿。

79 茎密被蜷曲疏柔毛；叶卵圆形，较大，长3～7cm，宽1.5～4.5cm，边缘具整齐圆

齿状粗锯齿，下面无腺点 ··············· **细花黄芩** *Scutellaria tenuiflora* C. Y. Wu

79 茎密被上曲微柔毛。

80 叶披针状卵圆形，长4～5.5cm，宽2～2.5cm，边缘具锐锯齿，下面密被紫红色

腺点 ····················· **河南黄芩** *Scutellaria honanensis* C. Y. Wu et H. W. Li

80 叶卵圆形，边缘具锯齿，下面无腺点 ·································

································· **棱茎黄芩** *Scutellaria scandens* D. Don

62 腋生总状花序纤细，下垂或上升，常着生于茎中、上部叶腋内，具梗，不明显具苞

叶；苞叶均苞片状，细小（石娱蚣草系 Ser. Sessilifoliae C. Y. Wu）。

81 叶基宽楔形至圆形，边缘波状，具远离的小牙齿，两面无毛；花冠乳黄色

····················· **方枝黄芩** *Scutellaria delavayi* Lévl.

81 叶基心脏形或偏斜心脏形，边缘具不明显的疏圆齿，上面或两面多少被毛；

花冠淡紫至紫红。

82 叶无柄或近无柄，卵圆形，长1.9～3.5cm，宽0.9～2cm ···············

····················· **石娱蚣草** *Scutellaria sessilifolia* Hemsl.

82 叶明显具柄，柄长4～7mm，叶片卵圆状长圆形至长圆状披针形，较大，

长5～8cm，宽2～3.5cm ··············· **尾叶黄芩** *Scutellaria caudifolia* Sun

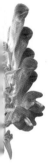

61　花全然腋生，对出，单向；苞叶与茎叶同形，但向上渐变小，不明显退化成苞片状；

　　多年生大多直立草本（盔状黄芩组 Sect. Galericularia A. Hamilt.）。

83　根茎念珠状，由白色肥大的块茎状节间组成（念珠根茎黄芩系 Ser. Moniliorrhizae

　　Juz.）·························· **念珠根茎黄芩 *Scutellaria moniliorrhiza* Kom.**

83　根茎非念珠状。

　84　叶多少呈戟形，锯齿十分发达。

　　85　花稍大，长达1.3cm，花梗于花后下垂；苞叶与茎叶异形，细小，苞片状（半

　　　枝莲系 Ser. Barbatae C. Y. Wu）··············· **半枝莲 *Scutellaria barbata* D. Don**

　　85　花较小，长不及1cm，花梗于花后下垂；苞叶与茎叶同形，变小（小花黄芩系

　　　Ser. Minores Juz.）。

　　　86　叶心脏形，两面被疏柔毛；花萼被疏柔毛，盾片极微小，高约0.3mm；花冠

　　　　长9～10mm·············· **山西黄芩 *Scutellaria shansiensis* C. Y. Wu et H. W. Li**

　　　86　叶卵圆状三角形或三角形，上面被稀疏的微柔毛，下面仅在脉上被微柔毛，边缘被极

　　　　短的缘毛；花萼在边缘及脉上被小毛，盾片高约1mm；花冠较小，长5～6.5mm

　　　　······························· **纤弱黄芩 *Scutellaria dependens* Maxim.**

　84　叶不呈戟形。

　　87　叶细长，宽在0.7cm以下（狭叶黄芩系 Ser. Regelianae Juz.）。

　　　88　花稍大，长达2.5cm；叶两面密被毛或上面无毛至散生微糙毛，下面在脉及叶缘上

　　　　被贴生很短小柔毛，有细粒状腺体 ········ **狭叶黄芩 *Scutellaria regeliana* Nakai**

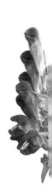

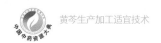

88 花较小，长2～2.2cm；叶几无毛或下面沿脉上被稀疏小毛，两面有黄色小腺点。

.... **长叶并头草** *Scutellaria linarioides* **C. Y. Wu**

87 叶较宽，宽在0.7cm以上。

89 花中等大，长在2cm以下；叶下面无腺点（盔状黄芩系 Ser. Galericulatae

Boiss.）....................................... **盔状黄芩** *Scutellaria galericulata* **L.**

89 花较大，长在2cm以上；叶下面常有腺点（并头黄芩系 Ser. Scordifoliae Juz.）。

90 叶无毛或疏被微柔毛，或被紧贴的短柔毛，或被具节长伏毛，但不为硬毛或

糙伏毛...................... **并头黄芩** *Scutellaria scordifolia* **Fisch. ex Schrenk.**

90 叶密被硬毛或糙伏毛。

91 茎大多自基部开展分枝；叶多为椭圆形，稀卵圆形或长圆形，先端钝或圆，

边缘锯齿较不发达，两面密被毛，海滨植物......................................

.... **沙滩黄芩** *Scutellaria strigillosa* **Hemsl.**

91 茎大多不分枝或少分枝；叶卵圆形或长圆状卵圆形，先端微尖或微钝，边

缘有发达的微尖或尖齿，两面较密被毛，非海滨植物......................

.... **图们黄芩** *Scutellaria tuminensis* **Nakai**

3 苞叶通常膜质或近膜质，与茎叶极不相同，绝对无柄；花通常多少组成轮伞状，密集

成顶生四棱形穗状稀近总状的花序，花序不或不明显背腹向，有少数轮伞花序远离

（膜苞黄芩组 Sect. Lupulinaria A. Hamilt.）。

92 叶下面具白色或灰色绒毛（东方黄芩亚组 Subsect. Orientales Juz.）。

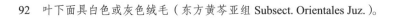

93 苞片主要被有稍长的具柄腺毛（腺苞黄芩系 Ser. Adenostegiae Juz.）···················

··························· **琴干黄芩 *Scutellarla tschlmganicu* Juz.**

93 苞片主要被单毛，混杂有只在扩大镜下可见的具短柄的小腺毛；多年生草本，茎基

部非木质或稍木质（平苞黄芩系 Ser. Euplatystegiae Juz.）。

94 叶羽状深裂，裂片深达叶片之半··········· **深裂叶黄芩 *Scutellaria przewalskii* Juz.**

94 叶分裂较浅，深不达叶片之半，边缘具圆齿。

95 苞片宽卵圆形，短尖或渐尖；叶三角状卵圆形或长圆形；茎带深紫色··········

··························· **宽苞黄芩 *Scutellaria sieversii* Bunge**

95 苞片狭卵圆形或卵圆形，苞片微尖；叶宽卵圆形或长圆形，较短，钝头；茎多

绿色或微带紫色··························· **微尖苞黄芩 *Scutellaria alberti* Juz.**

92 叶下面绿色或灰绿色，较疏生或稍密生直伸或蜷曲的短柔毛，但绝不是绒毛，有时混

杂有具柄腺毛（高山黄芩亚组 Subsect. Alpinae Juz.）。

96 叶齿明显，开展（仰卧黄芩系 Ser. Supinae Juz.）。

97 叶齿伸长，深缺刻状，不整齐，每侧2~4个 ···················

··························· **不齐齿黄芩 *Scutellaria irregularis* Juz.**

97 叶齿整齐，圆齿状锯齿。

98 花冠黄色，不具紫斑 ··············· **平卧黄芩 *Scutellaria prostrata* Jacq.**

98 花冠淡黄色，明显具紫斑 ··············· **仰卧黄芩 *Scutellaria supina* L.**

96 叶齿不明显，常靠合（少齿黄芩系 Ser. Oligodontae Juz.）。

99　苞片沿脉及边缘上被短柔毛及短柄的腺毛，余近无毛 ……………………………

………………………… 阿尔泰黄芩 *Scutellaria altaicola* **C. Y. Wu et H. W. Li**

99　苞片沿脉及边缘密被平展疏柔毛及多数具柄腺毛。

　　100　茎全部密被平展疏柔毛及短柔毛，无腺毛；茎生叶具长柄，柄长0.5～1.7cm，下部

　　　　苞叶常具锯齿 ……………………… 展毛黄芩 *Scutellaria orthotricha* **C. Y. Wu et H. W. Li**

　　100　茎仅在上部被多少平展疏柔毛，毛间杂有具柄腺毛；茎生叶具短柄，柄长

　　　　0.2～0.5cm，下部苞叶全缘 ……………………… 少齿黄芩 *Scutellaria oligodonta* **Juz.**

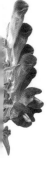

2　小坚果背腹面明显分化，背面具瘤，腹面具刺状突起或无，赤道面上有膜质的翅或无

（连钱黄芩亚属Subg. Scutellariopsis Briq.）。

　　101　小坚果背面具瘤突，而腹面隆起成圆锥形，光滑，顶端具果脐，赤道面上无翅

　　　　环绕；根茎在节上生出长而无叶的匍匐枝，在末端常具块茎，块茎球形或卵球

　　　　形，径5～8mm；茎通常密被平展具节疏柔毛 ……………………………

　　　　………………………… 假活血草 *Scutellaria tuberifera* **C. Y. Wu et C. Chen**

　　101　小坚果背面密布小突起，腹面近中央具圆柱状果脐，四周密布刺状突起，赤道

　　　　面上有膜质的翅环绕，翅宽0.5mm，边缘具不整齐的蓖齿；根茎不生出具块茎

　　　　的匍匐枝；茎无毛，几无毛或上部疏被疏柔毛 ……………………………

　　　　………………………… 连钱黄芩 *Scutellaria guilielmi* **A. Gray**

第二节　黄芩属药用植物资源概况

　　该属植物在全世界很多国家都可作为药用。如我国的近邻日本和韩国也用黄芩（*S. baicaleusis*）和半枝莲（*S. barbata*）治疗多种疾病；印度用韩信草（*S. iudica*）来止痛、解毒和活血等；尼泊尔用棱茎黄芩（*S. scaudeus*）的叶作为治疗伤口和昆虫咬伤的传统药物；欧洲和北美地区用美黄芩（*S. laterzflora*）、盔状黄芩（*S. galeraculata*）、大花黄芩（*S. moutaua*）、佛州黄芩（*S. florvdaua*）、侧花黄芩（*S. aterrflora*）、深红黄芩（*S. rubzcuuda*）、苍白黄芩（*S. albzda*）、卵叶黄芩（*S. ovata*）等，其中美黄芩的地上部分作为凉茶和食品补充剂，用于治疗焦虑和肌肉痉挛等症；意大利、巴尔干半岛和克里米亚半岛用*S. albida* ssp. *albida*作为止痉挛、发汗和退烧药物；西西里岛用*S. rubicuuda* subsp. Liuueaua作为抗昆虫和抗菌用途等。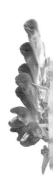

　　黄芩属植物在我国广泛分布，应用历史悠久。如传统中药黄芩（*Scutellariae Radix*）始载于两千年以前的《神农本草经》，列为中品，为历代大宗常用中药材。滇黄芩（*Scutellaria amoeua*）最早见于15世纪的《滇南本草》，在我国西南地区应用已有几百年的历史。半枝莲（*S. barbata*）始见于《外科正宗》（1617年），在民间广泛用于疮痈肿毒等症。另外，该属植物还有很多种在我国民间广泛使用，如《新华本草纲要》中收载了该属24种，《中药大辞典》中收编了12种，《中国药典》也收录该属植物2种，即黄芩（*S. baacaleusas*）和半枝莲（*S. barbata*）。

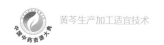

一、黄芩属药用植物的种类

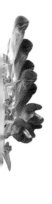

唇形科（Lamiaceae）黄芩属（*Scutellaria*）植物，约有360多种，全世界均有分布，但热带非洲少见。我国黄芩属植物约有98种，43个变种，南北方均有，多为野生。*Scutellaria*来源于拉丁词scutella，表示花槽似小碟子的形状，可见碟状花槽为该属植物的典型形态特征。

通过对我国主要的本草书籍《神农本草经》《滇南本草》《蒙药正典》《植物名实图考》《生草药性备要》《长白山植物药志》《中国沙漠地区药用植物》《福建药物志》《四川中药志》《云南中草药》《江西中医药》《新疆中草药手册》《贵州民间药物》《江苏药材志》和《中国植物志》等系统整理，整合《中华本草纲要》和《中华本草》的记载，结果发现我国黄芩属植物可供药用的有30个种及17个变种。为了方便比较，对调查结果进行汇列，结果表明药用种类约占我国黄芩属植物种类的1/3，可见黄芩属植物是药用植物集中的类群，是值得深入研究和开发的植物资源。从分类系统上整理发现囊萼黄芩亚属和黄芩亚属的膜苞黄芩组（本身种类也少）未见药用记载，其他亚属和组下均或多或少都有作药用如下：异花黄芩组1种1变种全部供药用；顶序黄芩组的宽叶黄芩亚组有6个种10个变种作为药用，占该亚组植物数约1/3；狭叶黄芩亚组除了大齿黄芩系2个种未见药用记载外，其他基本全部可作药用，有9个种1变种；腋序黄芩组除了裂叶黄芩系2个种未见药用记载外，其他植物有一半可作药用，有7个种3个变种；盔状黄芩组多半也可作为药用，有6个种2个变种。

这些药用种类分布范围和该属植物相似，即广布于全国大部分地区，而广东、福建、海南、台湾等热带地区稀少。

二、黄芩属药用植物的功能特点

黄芩属植物具有多种功能，其中中药黄芩性寒、味苦，有清热燥湿、泻火解毒的功能。临床上广泛用于肺热、咯血、肠炎痢疾、黄疸、高血压及化脓性感染等。半枝莲（*S. barbata*）在民间用其治疗痈肿、疔疮和蛇毒咬伤而闻名。总结发现，该属药用植物的功能特点：大部分药用植物的性味多为苦、寒药，功能多具有清热解毒、消肿止痛、凉血化疲等作用。其他少部分种可用于止血、安胎、湿热黄疸、痢疾、劳伤内损、蛇虫咬伤等。

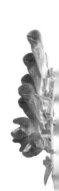

三、黄芩属药用植物的药用部位

根据药用部位进行分类，可分为根、全草、果实，其中全草类（29/47），根类（10/47），叶类（1/47），根及果实类（7/47）。可见该属半数以上的药用植物都以全草入药，部分用根，仅少部分用果实和叶。按分类系统来看，异花黄芩组和宽叶黄芩亚组基本全部用全草；狭叶黄芩亚组大部分用根作药用；腋序黄芩组和盔状黄芩组多以全草入药，少部分用根部入药。可见该属药用植物的药用部位有一定的规律性。

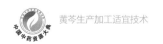

四、黄芩属植物的有效成分和药理活性

黄芩属植物次生代谢产物较多，通过植物代谢组学技术发现黄芩（*S. baicalensis*）植物中至少含有2000种次生代谢产物。通过植物化学的方法从该属约35种植物中分离得到近300种化合物，主要类型有酚性化合物（黄酮、苯乙醇苷、芪类和联苯类）和萜类化合物（环烯醚萜苷、二萜和三萜）。其他成分还有甾醇、多糖、生物碱、有机酸、氨基酸和微量元素等。其中种类最多、生物活性最显著的是黄酮类化合物，超过160种，是黄芩属植物主要有效成分，有多种明显的生物活性，含有的黄芩素、黄芩苷、汉黄芩素、汉黄芩苷等成分普遍存在，可视为该属植物特征性成分；其次是二萜类化合物，超过70种，多为新一克罗烷型二萜，有明显的昆虫拒食作用，近年来也发现有明显的抗肿瘤活性。

通过体外和体内研究活性的方法，现代药理活性研究表明该属植物具有多种生物活性。特别指出的是，该属许多植物的提取物或单个化合物在体外对多种肿瘤细胞有明显的细胞毒作用，动物实验也证实了抗肿瘤活性。在中医治疗上，多用黄芩和半枝莲作为复方治疗癌症，很多地方民间用半枝莲治疗各种肿瘤。另外还具有抗菌和抗病毒、保肝、抗氧化、抗惊厥、抗血栓生成、中枢神经保护和促进记忆、抗炎、抗过敏等作用。

五、中国黄芩属其他种类药用植物资源

（1）半枝莲（*S.barbata*）　产于河北，山东，陕西南部，河南，江苏，浙江，台

湾，福建，江西，湖北，湖南，广东，广西，四川，贵州，云南等地区；生于水田边、溪边或湿润草地上，海拔2000m以下。民间用全草煎水服，治妇女病，以代益母草《江苏省药材志》，热天生痱子可用全草泡水洗。此外亦用于治各种炎症（肝炎、阑尾炎、咽喉炎、尿道炎等），吐血，尿血，胃痛，疮痈肿毒，跌打损伤，蚊虫咬伤，并试治早期癌症。

（2）异色黄芩（原变种）（*S. discolor* Wall. var. *discolor*） 产于云南西部、南部及东南部，广西西部及贵州南部；生于海拔610～1800m间的山地林下、溪边或草坡上。印度，尼泊尔，中南半岛，马来半岛，印度尼西亚等地也有。《云南思茅中草药选》为挖耳草用全草治感冒，高热，胃肠炎，咽喉肿痛，痈毒疗疮以及中耳炎（滴耳）。

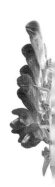

（3）地盆草（*S. discolor* Wall. var. *hirta*） 产于云南中部、西北部，四川西南部；生于向阳山坡草地上或路旁，海拔约2000m。云南富民称结筋草，用于治筋结。

（4）韩信草（*S.indica*） 产于江苏，浙江，安徽，江西，福建，台湾，广东，广西，湖南，河南，陕西，贵州，四川及云南等地；生于海拔1500m以下的山地或丘陵地、疏林下，路旁空地及草地上。据《岭南草药志》载："味辛，性平，治跌打伤，祛风，壮筋骨，治蚊伤，散血消肿，以之浸酒妙。"又《贵阳民间药草》载："全草入药，苦、寒、无毒，有平肝消热之功。"

（5）直萼黄芩（*S. orthocalyx*） 别名紫花地丁《滇南本草》，屏风草（云南曲靖），小黄芩（昆明）。产于云南东南部、东部、中部至西北部，四川西南部；生于海拔1200～2300（～3300）m的草坡或松林中。云南民间用全草入药，治痈疽肿毒，

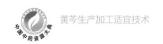
疥癫癣疮，小儿走马牙疳，小儿肝炎，急慢性胃炎以及喉痛。

（6）石蜈蚣草（*S. sessilifolia*） 别名吊鱼杆，产于四川西南部（峨眉、马边、屏山、宜宾等地）；生于亚热带沟谷林下，灌丛中或潮湿的石山上，海拔800～2600m。《四川中药志》名为胡豆草，全草入药，性凉，味苦、涩，无毒，能散风寒，除热毒。治风热目雾，感冒头昏，肾寒缩阴，肝热耳鸣及消痛肿毒。

（7）并头黄芩（*S. scordifolia*） 别名头巾草（内蒙古）、山麻子（山西霍县），产于内蒙古，黑龙江，河北，山西，青海等地；生于草地或湿草甸，海拔2100m以下。山西五台民间用根茎入药，叶可代茶用。

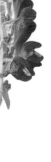

第三节　中药黄芩资源概况

一、中药黄芩及其代用品

传统中药黄芩除了来源于黄芩（*S. baicaleusis*）外，在部分地区其同属6种近缘植物的根也可作为黄芩的代用品如吉林、内蒙古、山东、河北等地用粘毛黄芩（*S. viscidula*）；甘肃用甘肃黄芩（*S. rehderiaua*）；云南、四川等地用滇黄芩（*S. amoeua*）、连翘叶黄芩（*S. hyperacafola*）、丽江黄芩（*S. likiaugeusis*）和韧黄芩（*S. teuax*）等。它们的质量和疗效相似性较多，然而由于来源不同，还是有一定差别，这方面仍需进一步深入系统地比较。从它们的分类系统来看，这6种植物除韧黄芩是邻近的宽叶黄芩亚组外，其他几种均和黄芩同为狭叶黄芩亚组，这可以从药用植物亲缘学上得到一定程度上的解释，即亲缘关系较近的植物，往往化学成分和疗效也相似，因此在一定程度上作为代用品有其内在联系。

根据产地使用习惯，黄芩药材可分为两大类：北黄芩类和西南黄芩类。

1. 北黄芩类原植物有4种

（1）黄芩（*S. baicalensis*） 为《中国药典》收载正品，产北方各地，全国大部分地区使用此种。

（2）粘毛黄芩（*S. viscidula*） 此种主产于河北宣化、山西大同、赤峰、山东固阳、吉林白城及内蒙古等地。由于有些产地与黄芩重叠，故常与黄芩一齐收购做黄芩使用。

（3）甘肃黄芩（*S. rehderiana*） 主产地在甘肃天水、武山、礼县、岷县，山西也产少量，本种主要在产区使用。

（4）狭叶黄芩（*S. regeliana* Nakai var. *ikonnikovii*） 产黑龙江，吉林，内蒙古及河北。常与黄芩一齐收购做黄芩使用。

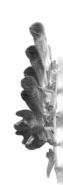

2. 在西南地区作黄芩使用的有4种

（1）滇黄芩（*S. amoena*） 此种主产于四川南部各县，云南西北、中部及中南部，贵州西北部。根茎入药，据《滇南本草》云：多用于热症。在云南、四川、贵州广泛收购使用，作黄芩代用品，产量较大。此外茎叶可代茶饮。

（2）丽江黄芩（*S. likiangensis*） 主产于云南丽江一带。根茎入药，据云有清热，

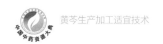

消炎，解毒之功。当地收购作药用，单产量较少。

（3）连翘叶黄芩（*S. hypericifolia*）　主产于四川西部康定及西北部松潘等县。产地作黄芩使用，资源较少。

（4）韧黄芩（大黄芩）（*S. tenax*）　生产于云南西北部、东北部，四川西南部的白玉县、泸定县。仅见在白玉县药用。

二、野生黄芩资源

1. 地理分布

现有资料显示，作为正品收录的黄芩*S. halcalensls*广布于我国东北、华北北部和内蒙古高原东部，东经110°～130°、北纬34°～57°范围内。调查发现，黄芩野生资源广泛分布于长江以北大部分地区，其中，主要分布在我国暖温带与中温带的干旱半干旱地区，在内蒙古、黑龙江、吉林、辽宁、河北、山西、甘肃、陕西、山东、河南等省或自治区，以及北京市、天津市均有不连续的零星分布。北至内蒙古呼伦贝尔，南至河南省洛宁县，东至黑龙江省大庆市，西至甘肃省陇西县范围内均发现野生黄芩资源，其中，黄芩主要分布范围为海拔50～1670m，北纬34°27.910′～47°42.078′，东经130°43.110′～104°37.445′。由黄芩的居群状况可知，野生黄芩资源主要分布在燕山山脉、太行山脉及阴山山脉地区，道地产区河北承德及其周边地区是黄芩野生资源集中分布的地区。

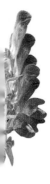

2. 物种特征

我国各地野生黄芩资源植株形态差异明显，株高范围为15～60cm，居群平均株高41.14cm，居群间差异显著（*P*=0.000），对各地野生黄芩平均株高的进一步研究表明，我国黄芩株高主要集中在20～60cm。所调查黄芩居群平均盖度为10.89%，各居群间黄芩盖度差异显著（*P*=0.000），表明各地黄芩野生资源生长情况不一。叶片也是各地野生黄芩变异较大的数量性状之一，本次调查表明，各地野生黄芩居群间最大叶长与最大叶宽差异显著（*P*=0.000），而一级分枝数在居群间差异不显著（*P*=0.197）。这表明，黄芩在植物高度、叶片形态方面差异明显，可能通过株型及叶型等植物形态的重塑达到适应当地生态环境的目的。

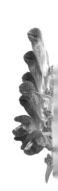

3. 伴生物种

黄芩呈不连续零星分布于阔叶林、针阔混交林下灌丛及草原草甸，伴生植物主要有以下几类。

（1）乔木类　鼠李（*Rhauurusdavurica* Pall.）、油松（*Pinus tabulaeformls* Carr.）、辽东栎（*Quercus haotungensls* Koidz.）等；

（2）灌木类　连翘〔*Forsythia suspense*（Thunb.）Vahl〕、胡枝子（*Lespedezabicolor* Turcz.）、虎棒子（*Ostryopsls davldlana* Decne.）、绣线菊（*Spiraea sahclfoha* L.）等；

（3）禾本科草本植物　大油芒（*Spodlopogon slblrlcus* Trin.）、黄花蒿（*Arterisia annua* L.）、铁杆蒿（*Artemlsla sacrorum* Ledeb.）、魁蒿（*Artermisia prlnceps* Pamp）等；

（4）草本植物　桔梗〔*Platycodon grandlflorum*（Jacq.）A. DC.〕、球果堇菜（*Viola collina* Bess.）、北柴胡（*Bupleurum chimemse* DC.）、白头翁〔*Pulsatllla chlnensls*（Bunge）Regel〕、蓝刺头（*Fchlnops sphaerocephalus* L.）、黄芪

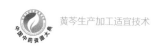
[*Astragalus membrauaceus*（Fisch.）Bunge]、蓬子菜（*Galium verum* L.）、车前（*Plantago aslatlca* L.）、唐松草（*Thalictrum aquilegiifolum* var. *sibiricmu* L.）等。

4. 光照和土壤

野生黄芩的分布对光照条件无苛刻要求，阴坡、灌丛、林下等光照不充足的地方均能发现野生黄芩的分布，但向阳的偏坡和通风透光条件较好的东西向草坡或草甸上黄芩分布较多，可呈零星片状分布。表明黄芩对光的适应性较强，对强光和弱光均能有效利用。土壤质地条件以砂土、砂壤土为主，其结构疏松、热量条件良好，有利于黄芩根部的生长。野生黄芩既能在土层较厚、石砾较少、有机质含量高的土壤上生长，也能在土壤发育程度较差、土壤土层较薄、石砾较多、有机质含量很低的石缝石壁中生长，其所在区域的土壤类型多样，有棕壤、暗棕壤、褐土、栗钙土、黑钙土、棕钙土等。野生黄芩分布区土壤pH值范围在7.0～8.0，表明野生黄芩分布区多为中性土或略碱性的土壤。

5. 群落类型

野生黄芩所在群落类型多样，在灌丛、开阔的阳坡、砾石堆及路边均有分布。调查发现根据生境通风透光条件，可将其群落类型分为通风透光条件较差的山地灌丛群落和通风透光条件较好的草甸或草原群落两类。前者主要特征为郁闭度较高，遮光率在50%以上，土壤含水量较高，土壤腐殖质层厚度不均，此类群落生物多样性丰富，群落结构复杂，黄芩在此类群落中一般作为其他建群种的伴生种群存在，其投影盖度一般在1m²样方15%以下。后者主要表现为群落生境郁密度较低，土壤含水量较低，土壤腐殖质层一般较薄，生物多样性相比较低，群落结构相对单一，黄芩能以建群种或者优势种群存在，其投影盖度一般在1m²样方的15%以上。

三、栽培黄芩资源

1. 黄芩栽培概况

我国自20世纪60年代始开始黄芩栽培研究，至90年代，由于黄芩野生资源减少，栽培资源逐渐成为黄芩药源的主要来源，但由于栽培黄芩品种多来源于自留种，黄芩系统选育工作开展缓慢。近几年来，有关单位在广泛收集黄芩野生种质资源的基础上，系统地进行黄芩栽培品种的选育工作，在栽培方面积累了大量的经验，并形成了一些专利技术，黄芩的栽培种植形成了一定的规模。

2. 主要分布区

栽培黄芩资源在我国北方各省均有分布，但以山西、河北、甘肃、山东、内蒙古等地栽培面积较大，形成多个典型的种植区域。通过对不同栽培地调查发现，目前山西省南部（临汾市曲沃县，运城市新绛县、绛县）和北部（大同市灵丘县）、河北省北部（承德市燕山山地丘陵、坝上地区）、内蒙古中东部（赤峰市、武川县）、辽宁省（锦州市、葫芦岛市），山东省（临沂市平邑县、日照市莒县）、吉林省（长春市）以及甘肃省（天水市、陇南市）等地是黄芩种植比较集中的地区。

3. 栽培模式

调查发现，黄芩种植模式多样，除北方各省市常见的大田全作种植外，还有野

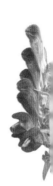

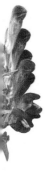

生抚育、间作、套种等多种栽种形式。如在山西北部灵丘县，黄芩栽培方式为山区

人工栽培，种子随机撒播；山东省莒县库山乡则采用全作与间作2种栽培方式，间作

模式下，采用间作3行丹参和6行黄芩的方法。另外，在降水条件丰富地区一直采用

"苗床育苗"的方式，以提高黄芩种子的萌发率。目前，我国各大中成药企业均有黄

芩栽培基地，"公司+农户"等形式是其黄芩栽培基地的主要组织形式。

（三）遗传多样性研究

2002年冯学锋等用随机扩增的DNA多态性分析（RAPD）方法，对13个居群62个黄

芩和并头黄芩（S. scordifolia）样本，进行了遗传多样性及黄芩居群遗传变异测定，结果

表明黄芩样本RAPD聚类分析（UPGMA）没有表现出明显的分支，但显示出与地理位置

有关3个类群，黄芩居群间的遗传变异占总变异的18.83%，居群内变异占81.17%，首次在

分子水平上证明黄芩道地性与遗传变异和地理环境有关系。2005年邵爱娟等又对34个黄

芩不同种源进行了RAPD分析，表明不同种源黄芩间具有丰富的遗传多样性，34个黄芩

种源可明显聚为A、B、C、D等4大类，山东蒙阴3、山东蒙阴2、山东平邑种源间的遗传

距离（0.315）较近，可考虑在黄芩系统选育中作为单一品种育种，黄芩种源间的遗传背

景较为复杂，在遗传学上的分析结果与其外观形态大体上相似，但是与地理分布却没有

一定的相关性，所以，在黄芩良种选育过程中必须加强优良种子的选育和管理。

（四）黄芩种质资源的鉴别与质量评价

崔璐利用植物性状鉴定、聚丙烯酰胺凝胶电泳定性分析以及HPLC、UV对主要

黄酮化合物、多糖等成分的定量分析及对药材产量的考查，对不同种质黄芩进行系

统的质量研究。结果如下：

（1）不同种质黄芩性状有差异；根外观性状与质量有一定相关性，根纵皱纹较深，断面不平整、色泽深黄者有效成分含量较高。

（2）不同种质黄芩的黄酮及多糖含量均有差异，山东、山西等地的几种种质黄芩含量较高。

（3）不同种黄芩的蛋白质PAGE图谱条带数目，位置存在差异，同种黄芩间蛋白质条带位置及数目相似，但条带深浅不同，说明不同种质间蛋白质含量存在差异。

通过综合比较有效成分含量及药材产量，山东蒙阴、莒县、泰安，山西等地黄芩苷成分含量较高，质量较好，产量也较高，是黄芩的优良品种，可作为黄芩产业化种植的推广品种。

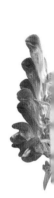

四、山西省野生黄芩种质资源及植物学性状研究

（一）山西野生黄芩种质资源分布情况

1. 山西野生黄芩主产地地理、气候状况及分布概况

山西省疆域呈东北斜向西南的平行四边形，呈东北高西南低的地势。山西省地形复杂，主要有山地、盆地、丘陵、平原、台地等多种地貌类型。全省海拔高度为180～3061.1m，大部分地区在1000～2000m。

（1）山西野生黄芩集中分布于34º46′19.78″N～40º24′17.71″N，110º32′55.13″E～114º13′13.41″E，跨纬度5º77′97.93″，跨经度3º80′58.27″。

（2）在垂直分布上，山西野生黄芩介于705～1683m，在1000～1400m较为常见。海拔最低区域为运城市平陆县曹川镇陡泉村，为705m；海拔最高区域为朔州市平鲁区阻虎乡乌龙洞景区，为1683m。

（3）山西野生黄芩多分布于温带半干旱大陆性季风气候区，在大同、吕梁、长治等部分区域分布较广；在温带半湿润大陆性季风气候区分布较少，多集中于运城、晋城以及长治的半湿润气候区。

（4）山西野生黄芩分布区域最南端为运城市芮城县大王镇后坪村，纬度为34º46′19.78"N；最北端是大同市天镇县张西河乡下营村，纬度为40º24′17.71"N。由此可见，山西野生黄芩多集中分布于山西的北部地区，南部地区分布范围相对较小。

2. 山西野生黄芩的生境特点

山西省地处中纬度地带内陆，在气候类型上属于温带大陆性季风气候。由于太阳辐射、季风环流以及地理因素的影响，山西气候具有四季分明、雨热同步、光照充足、南北气候差异显著、冬夏气温悬殊、昼夜温差大等特点。全省各地年平均气温为4.2～14.2℃，总体分布趋势为由北向南升高，由盆地向高山降低；全省各地年降水量为358～621mm，不同季节降水量差异较大，夏季6～8月降水相对集中，约占全年降水量的60%，且省内降水分布受地形影响较大。

山西野生黄芩多分布于半干旱的砾石、砂石土壤中；主要分布于半山腰及山顶；坡向一般为半阳坡，阳坡及阴坡较少分布；在山谷底分布极少。

（1）在山顶分布的黄芩由于较长时间处于相对干旱以及多风的环境，生长状态较差，一般在形态上表现为植株矮小，茎叶较为细小，根多为细长状态，分布较为稀疏，生长状态欠佳。

（2）根据坡向位置的不同，在半山腰分布的黄芩可分为两类：一类分布于阳坡，其形态上趋近于山顶黄芩，但根茎相对较粗；另一类分布于半阳坡及阴坡，由于其生长环境相对湿润，植株高挺，叶大，根长，根茎粗壮，生长状况良好。

（3）山谷底的生长环境多为湿润砾石土壤，其中分布的黄芩整体长势良好，根粗壮、较短，扎根浅。

（4）山西黄芩主要分布于年均温度为3.6～14.0℃、年降水量为350～700mm的地区；多集中于温度为7～10℃、年均降水量为400～600mm的环境中。

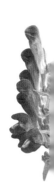

（二）山西野生黄芩种质资源特征

1. 山西野生黄芩的群落特点

山西野生黄芩的群落组成依其分布地区的不同差异很大。

（1）在晋南的运城地区，由于土壤湿度高，杂草丛生，黄芩无法获得充足的生长空间，分布密度相对较小，其群落组成一般有杂草、艾草、灰菜及豆科植物，部分区域还分布有侧柏、松树等。

（2）在晋东南的长治地区，由于采集地当年降水量小，黄芩植株长势及分布密度较往年均有减小，伴生植物主要有柴胡、灰菜、黄刺玫、蒲公英等。

（3）在晋北的大同地区和朔州地区，由于半干旱的环境适合生长，黄芩长势良好，分布密度相对较大。朔州地区产黄芩周围主要伴生的是蒲公英、灰菜等；大同

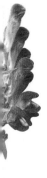

地区产黄芩的伴生植物较为复杂，主要有狼毒、蒲公英、狗尾草、漏芦、香青兰、灌木铁线莲、黄刺玫以及一些豆科植物。

（4）在晋南一些地区，黄芩往往伴生有松树、侧柏等，调查发现其多为人工种植，这些地区的黄芩分布受人为的影响较为明显，人工绿化地区保留下来的黄芩由于人工的灌溉，土壤湿度相对较大，因此野生黄芩的长势及分布较其他区域为好。晋北地区黄芩的分布受人为影响的程度小于晋南地区。

2. 山西野生黄芩的形态学特征

（1）在山西分布的野生黄芩叶均长12.9～38.5mm，叶均宽3.2～7.5mm，叶形比3.2～5.7，株高191～636mm，茎粗1.4～3.1mm，节间距20.2～62.9mm，叶间距4.8～22.7mm。

（2）长治市平顺县青羊镇大渠村分布的黄芩叶均长及叶形比最大；长治市平顺县石城镇石城村分布的黄芩叶均宽、株高及节间距最大；运城市平陆县曹川镇陡泉村分布的黄芩茎最粗；运城市绛县么里镇垣址坪村分布的黄芩叶间距为最大。

（3）大同市浑源县大磁窑镇南元坨村分布的黄芩叶形比最小；大同市西郊区云冈镇青瓷窑村分布的黄芩叶均宽及叶间距最小；大同市南郊区鸦儿崖乡同家梁村分布的黄芩株高、叶均长、叶间距及茎粗最小；大同市天镇县张西河乡下营村分布的黄芩节间距最小。

（4）晋南的运城地区和晋东南的长治地区分布的黄芩植株整体较为高大，晋北的大同地区和朔州地区分布的黄芩植株则较为矮小，叶片较小，节间距等也偏小。

上述数据表明，经过长期的自然选择以及地理分布的差异，同一种类植株在不同的地理位置条件下生长，植物学性状也会出现明显变化。李洪雯等在对野生草莓资源的研究中也得到了相同的结果。

五、黄芩资源存在的问题与可持续利用建议

（一）存在问题

1. 种质资源破坏严重

药用黄芩以前完全依赖野生资源，用量很大。据我们调查，近年来在黄芩主产区由于缺乏有力的保障措施，造成黄芩野生资源保护不利，常年连续过度采挖，使黄芩野生资源遭到了严重的破坏。如在河北承德兴隆县北水泉乡，在20世纪80年代，储量达到50 000kg，由于当时外贸统收，价格高，采挖严重，导致黄芩资源几近枯竭，现在储量不到5000kg，到目前为止野生资源没有恢复。在甘肃天水、泾川，野生黄芩产量大幅度减少，取而代之的是大面积的人工栽培黄芩，由于种质、栽培技术和选择基地的不同等各种原因导致黄芩的外观出现很大的差别，以至于药材的产量、质量均受到影响。现在栽培黄芩占药材黄芩收购总量的50%左右，而且这个比例正在逐年增大。完全依赖野生黄芩资源药用的日子一去不复返了。

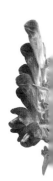

2. 种质混杂、退化严重，栽培种植技术不完善

在我们的调查过程中发现，虽然各主产区黄芩的种植面积不断加大，但是黄芩

的产量和质量出现了很大的差异，有些栽培的黄芩质量差，有效成分含量较低。主要的原因是大部分栽培黄芩仅经过短期的引种驯化，尚没有形成栽培的品种，药农引种时又存在盲目性，未经筛选，因此栽培群体混杂，植株间个体差异较大，直接影响了药材的质量。如在山东、甘肃、河北和内蒙古的大部分地区，药农所用黄芩的种子，有的从药材市场采购，有的自产自用，有的直接采自野生黄芩的种子。当地政府也没有加以引导和管理，造成种源相当混杂，经过二三代种植后，黄芩个体间的植物形态和药材性状等出现较大的差异，出现了退化。同时，栽培种植技术也不规范，有的地方药农为了节约劳动成本，随意使用农药和除草剂，黄芩药材成本降低了，但是黄芩药材因农药残留超标，影响价格，甚至没有人收购，使药农蒙受了巨大的损失，严重影响了药农的积极性。

3. 对黄芩及同属近缘植物没有进行系统的研究

黄芩属（*Scutellaria*）植物全世界共有300多种，据《中国植物志》记载，我国黄芩属植物有102种，50变种。《新华本草纲要》中收载其药用种类26种。同属的黄芩南北方均有分布，也有栽培。据我们这次调查，同属的黄芩在不同的地区，做黄芩的代用品，如在吉林、内蒙古、山东、河北等地区常把粘毛黄芩 *S. viscidula* Bge.作为黄芩的代用品，而在甘肃常把甘肃黄芩*S. rederana* Diels当作黄芩的代用品。在其他的省份当作黄芩代用品的还有滇黄芩*S. emoena* C. H. Wright、连翘叶黄芩*S. hypericifolia* Levl.、丽江黄芩*S. likiangensis* Diels等。虽然有些学者对国内一些地区的黄芩代用品的化学成分、主要有效成分的含量、习惯用药以及组织培养等方面作了一些研究工作，为这些药材的医药价值及其品质评价、扩人用药资源提供了科学依据。但是这远远不够的，应当对黄芩属内各个种的分类和系统位置的划分进行研究，通过对黄芩及其同属近缘种的系统分析，不仅可以选育出新的品种、扩大药源、缓解正品黄芩的供需矛盾，还能为黄芩种间杂交提供理论依据。

（二）黄芩资源可持续利用对策

1. 加强野生资源保护与管理

黄芩野生资源的主产区，蕴藏量逐年锐减，有的甚至面临灭绝的危险，如果任其发展，若干年后，种质资源就将灭绝。为此各级政府必须根据国家颁布的《野生药材资源保护管理条例》以及地方各级政府颁布的有关资源保护的各种法律法规，依法加强黄芩野生资源的保护和管理，加大宣传力度，改变人们的"资源无限，野生无主，谁采谁有"的错误观念。各级政府应和企业合作，加大投入，在黄芩的主产区建立自然保护区，实行轮封轮采，采育结合，尽快恢复黄芩的野生资源，保障黄芩资源的可持续利用。

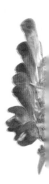

2. 充分利用种质资源，选育高产、高效的黄芩优良品种

种质资源是中药材生产的源头，是培育优良品种的遗传物质基础，在药材优良品质形成过程中起着关键作用。各个黄芩的主产区虽然黄芩的栽培面积不断扩大，但是，目前还没有培育出品质优良的品种或农家类型，有些黄芩经过几代栽培后，黄芩的产量降低，而且质量参差不齐，出现了种质退化现象。我们在调查中发现不

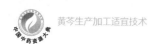

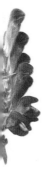

同产地以及同一产地的黄芩个体之间在植物形态上有较大的差异，相对应的黄芩的根的形状、颜色差别也很大，表明黄芩种内存在着丰富的遗传变异，如在内蒙古阿山和赤峰牛营子的黄芩，花有紫花、白花、粉花之分，茎有青、紫两种颜色。在株高、分枝数等生物性状上也存在很大的差别。因此可以根据黄芩种质的差异，进行栽培黄芩的良种选育研究，筛选出适应不同生态环境且有效成分含量高、毒性低的优良品种，是生产高质量黄芩的有力保证。

3. 加强人工栽培技术研究，建立黄芩GAP基地

加强优质黄芩栽培技术体系的研究，扩大黄芩人工栽培面积，提高经营水平，用栽培黄芩来取代野生黄芩，是实现黄芩资源可持续利用最根本有效的措施，是发展黄芩药材资源的根本保证。随着中药现代化、国际化进程的加快，必须根据《中药材生产质量管理规范》（GAP），研究、制定既适合我国国情又能与国际接轨的《黄芩药材生产质量管理规范》，从产前的种子品质标准化、产中的生产技术管理各环节标准化、产后的加工贮运标准化，以规范黄芩的生产，建立黄芩的GAP基地。

第3章

黄芩种植
加工技术

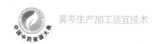

第一节　黄芩的生物学特性

一、生态学特性

黄芩属植物适应性较强，除热带非洲分布极少外，世界各地广为分布，在我国几乎每个省区或多或少都有分布，主要分布区是在"三北"地区，其分布的地理区域为北纬31°30′～50°00′、东经99°50′～129°29′，最北界达黑龙江省原爱辉县，最南至四川省甘孜县，东起黑龙江省宁安市，西到新疆天山山麓。在中心分布区里常以优势建群种与一些禾草、蒿类或杂类草共生，如吉林省镇赉县北大岗一带的黄芩，与一望无际的猪宗草草原群落共生，形成茂密无际的"纯群落"，而且该群落中其他植物很少生长。传统认为以山西产量最大，河北承德质量最好，黄芩喜温凉、半湿润、半干旱环境，耐寒、耐旱，多野生于山坡、林缘、路旁、中高山地或高原草原等向阳和较干旱的山区丘陵薄地，适宜生长的地区年太阳总辐射量以501.6kJ/cm^{2}为最适宜，年平均气温4～8℃，适宜生长的年降水量为33.2～892.7mm，不耐水涝。黄芩适宜生长在肥沃的砂质土壤或壤土上，分布区多为棕壤、褐土、棕钙土，pH值为5～8。张燕等通过研究不同黄芩分布区土壤的常量和微量养分对野生黄芩叶片营养和根部黄芩苷含量的影响，确定了野生黄芩的需肥特性，表明黄芩对磷元素的主动吸收作用非常明显、对钾元素的吸收能力也相对较强、而对氮元素的主动吸收作用相对较弱；黄芩对微量元素吸收能力相对较强的是铁和铜，对锌和锰吸收都相对较弱。

二、主要生物学特性

（一）生殖特性

黄芩为多年生草本植物，株高30～120cm，主根粗壮，略呈圆锥形，外皮棕褐色，折断面鲜黄色，渐变黄绿色，老根中心腐朽，中空，茎四棱形，基部多分枝，叶对生，具短柄，叶片披针形，全缘，叶面深绿色，叶背淡绿色，有黑色腺点。7～9月开花，总状花序顶生，花排序紧密，偏生于花序的一边；苞片叶状；花萼二唇形，蓝紫色，花冠管近基部作直角向上弯曲使花直立。8～10月结果，小坚果近球形，黑褐色，无毛，包围于宿萼中，果皮与种皮较难分离，含种子1粒，种子椭圆形，表面淡棕色，千粒重1.49～2.25g。黄芩种子虽小但发芽率较高，一般在80%左右，而且寿命较长，据测定，室温贮藏3年的种子，发芽率仍可达70%，种子发芽的温度范围较宽，但以20℃左右为最适宜，高于或低于20℃，发芽率均相应降低；不同温度下黄芩的发芽时间不同、不同产地的种子的发芽率、生活力、千粒重、生物学性状及质量之间均存在差异，陈君等对收集的不同种源黄芩在北京地区同样条件下栽培，发现不同种源黄芩种内生长发育特性存在差异，因此应根据不同产地黄芩种质上的差异来选育出适宜不同生境的优质高产品种。这些研究都为黄芩的良种选育及规范化种植提供了依据。

黄芩种子在花后24天黄芩种子就具有较高的生活力，并且种子生活力随着种子的进一步成熟在花后30天达到最高。在花后33天，黄芩种子存在明显的脱落现象。因此，宜在黄芩开花数达到最大值之后24～30天采收种子。

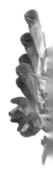

黄芩传统的繁殖方式是种子繁殖，因种子细小，覆土浅，极易因失水导致出苗率不高，特别是在干旱地区或干旱季节播种，常因土壤干旱，出苗困难，而使产量和质量均有所下降。除了深翻细整和适时播种外，采取坐水播种、浸种催芽、覆盖保墒、育苗移栽等措施，取得了较好的效果。由于用传统种子繁殖黄芩的方法较为困难，现已推广无性扦插繁殖技术，该方法保存了母体亲本的性状，为解决黄芩繁育过程中种质混杂的现象提供了一个很好的解决途径。陈震等通过对黄芩茎不同部位做扦插实验研究，结果表明：用茎梢作插条成活率最高达到95%以上，而且生长最快；用茎基部作插条，成活率很低（10%～30%）；用激素处理可显著提高茎中插条的成活率，其中IAA（吲哚乙酸）100μg/ml处理3小时的成活率最高，比对照高35.6%。于百功等通过不同扦插材料、不同季节和温湿度等对比试验对黄芩无性繁殖进行研究，也得出了相同的结论。此外，裕载勋还进行过分株、分根繁殖方面的研究，证明分株、分根繁殖能缩短黄芩生长周期，成活率颇高，可大面积推广。

（二）需水规律

水分是影响黄芩种子萌发的重要因素，起着基础性作用。黄芩具有较强耐旱性，适度干旱能提高水分利用效率。

黄芩幼苗期土壤需要保持湿润。播种覆盖能够起到较好的保苗效果。魏莹莹等研究发现覆膜栽培有较好的保温保肥作用，能够促进黄芩对铵态氮的吸收，提高黄芩的产量和有效成分含量。也可以覆盖稻草。陈万翔等研究发现覆盖碎稻草1cm效果更好，还具有保持土壤水分、调节土壤温度、防止地面板结、改善土壤通气状况、促进土壤微生物活动、提高土壤有效养分含量、加速根系生长的作用，从而达到增产效果。

王峰伟等研究发现中度和轻度水分胁迫黄芩根重、地上重、总生物量都较高。黄芩在充分供水和严重干旱时，根干重、地上干重、总生物量均降低。但干旱胁迫需结合当地水分条件：对于水分较为充足地区，不可在雨后或灌水后立即采收，避免因质量降低而遭受损失，待土壤稍干后再进行采收为宜；对于水分条件中等地区，在雨后或灌水后干3～5天采收较好；而水分条件不足的地区采收时间宜选择在雨后或灌水后干1～3天进行。年降水量在321～450mm，黄芩生长季节降水量在250～350mm，黄芩地上部与地下部生长协调，各器官物质分配合理，产量高。有研究测定土壤相对含水量，发现土壤相对含水量在50%时，黄芩产量最高，并且有效成分含量达到13.6%。

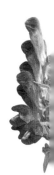

（三）需肥规律

合理施肥可以促进药用植物有效成分的累积。施用复合肥或氮磷钾配施优于单施和两两配施。曹鲜艳等研究发现氮磷钾配施增产效果最好，施用复合肥黄芩苷平均含量高于单一施肥。但是在药材生产中高产和优质往往不能兼得。单施氮肥最有利于黄芩株高的生长，但是氮肥过多会造成黄芩苷含量下降。施磷肥可以促进黄芩根产量的增加。磷与氮合理配施可以提高磷的肥效。氮、磷、钾对植物的影响存在交互作用。因此，在施肥过程中，需要综合考虑交互效应，寻求施肥的平衡点，才能获得合理的施肥量。

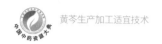

三、黄芩平衡施肥技术研究

通过对河北承德黄芩栽培管理情况调查研究，分析评价黄芩种植区种植模式、施肥现状、土壤质地和土壤养分、产量状况，以明确河北省黄芩主要人工栽培区施肥管理中存在的问题。在调查分析的基础上，通过研究明确黄芩N、P、K及中微量元素适宜用量及其与产量、有效成分的关系；以药材质量改善与产量提高为目的，建立黄芩平衡施肥技术，研制并生产出黄芩专用肥，实现施肥定量化、配方化，并进行推广示范应用。其研究结果如下：

（一）明确了氮、磷、钾对一、二、三年生黄芩产量的影响

1. 不同施肥处理对一、二年生黄芩根系性状的影响

在收获期（11月），二年生黄芩根粗及根长均高于同期一年生黄芩。对于一、二年生黄芩，N、P_2O_5、K_2O用量分别为225～300、90～270、90～270kg/hm^{2}范围内，黄芩根性状较好，但处理差异未达到显著水平。

2. 不同施肥处理的黄芩根系干物质积累规律

各个处理的黄芩根系干物质积累规律均相同；在黄芩整个生长阶段，黄芩根的干物质积累量随着生长的进程呈增加趋势；在收获期（11月），二年生黄芩根干物质积累量远远高于同期一年生黄芩根干物质积累量。从2011年11月至来年7月前，根干物质积累量迅速增加；而在7～9月间（开花至结实期），黄芩生长从营养生长期进入生殖生长期，根干物质积累量呈缓慢增加趋势；结实期以后，叶片衰老脱落加快，

开花结实减少，根部生长加速，是黄芩根部干物质积累的主要时期，此期，保持良好的生长环境和较大的光合面积，是提高黄芩产量的重要基础。

3. 不同施肥处理对一、二年生黄芩根产量的影响

对于一年生黄芩而言，在 N、P_2O_5、K_2O 用量分别为 225～375、180～270、90～270kg/hm^2 时，黄芩根产量较高。而对于二年生黄芩来说，在其各个生长期中，磷、钾施用量相同的条件下，N 用量在 0～225kg/hm^2 时，黄芩根产量随着氮肥用量的增加而增加，当 N 用量达到 225kg/hm^2 时，黄芩根产量达到最高值，超过 225kg/hm^2 时反而下降。在氮、钾施用量相同的条件下，P_2O_5 用量为 0～270kg/hm^2 时，随着磷肥用量的增加，黄芩根产量也相应提高。在氮、磷施用量相同的条件下，7 月和 9 月生长期中，K_{90}、K_{180} 处理根产量高于其他处理；在收获期（11 月）时，K_{270} 处理根产量较其他处理提高 19.96%～47.45%。因此，二年生黄芩在 N、P_2O_5、K_2O 施用量分别为 225、270、270kg/hm^2 时，黄芩根产量达到最高值。

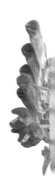

4. 氮、磷、钾对三年生黄芩根产量的影响

与对一、二年生黄芩根产量的影响相同；N、P_2O_5、K_2O 用量分别在 0～225、0～270、0～270kg/hm^2 时，黄芩根量随着氮、磷、钾施肥量的增加而相应增加。三年生黄芩根产量较二年生产量低，其原因可能为与黄芩生长发育规律有关，黄芩根生长量在第二年秋季达到最高值，而黄芩生长至第三年，部分根开始枯空，根干物质积累量也随之下降。因此黄芩最佳采收时间为生长第二年秋季或第三年返青前。

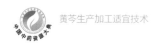

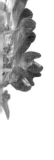

（二）明确了氮、磷、钾对一、二年生黄芩养分吸收及质量的影响

黄芩整个生长阶段，黄芩根对氮、磷、钾吸收量随着生长的进程呈增加趋势，二年生黄芩根系氮、磷、钾累积吸收量明显高于一年生黄芩。

1. 不同施肥处理对一年生黄芩根氮、磷、钾累积吸收量的影响

在磷、钾施用量相同的条件下，在每公顷施氮（N）0～300kg的范围中，黄芩根氮累积吸收量随着施氮量的增加而增加，当施氮量达到300kg/hm²时，根氮累积吸收量达到最高，施氮量超过此范围时，根氮累积吸收量反而下降。在相同施氮、钾水平下，在每公顷施P_2O_5 0～270kg范围内，根磷累积吸收随着施磷量的增加而增加，在施P_2O_5量为270kg/hm²时，根磷累积吸收量达到最高值；相同施氮、磷水平下，在每公顷施K_2O 0～90kg范围内，根钾累积吸收量随着施钾量的增加而增加，当施K_2O量为90kg/hm²时，根钾累积吸收量达到最高值。

2. 不同施肥处理对二年生黄芩根氮、磷、钾累积吸收量的影响

对于二年生黄芩而言，收获期时黄芩根系氮、磷、钾累积吸收量明显高于7月、9月，这可能是因为在7～9月黄芩正处于生殖生长期，大部分根系吸收的养分运输到黄芩地上部分供给其开花、结籽吸收和利用；而后期根部生长加速，黄芩根部氮、磷、钾累积吸收量迅速增加。在N、P_2O_5、K_2O施用量分别为0～225、0～270、0～270kg/hm²范围时，三个生长期的黄芩根氮、磷、钾累积吸收量均随着氮、磷、钾施用量的增加而增加。

3. 不同施肥处理对黄芩药材质量的影响

各处理一、二年生黄芩药用成分黄芩苷含量均高于《中国药典》所规定标准9.0%。当N、P_2O_5、K_2O量分别在225～300、90～270、90～270kg/hm²时，黄芩苷含量较高，并且处理间差异不明显。

（三）不同氮、磷、钾用量对黄芩土壤理化性质的影响

1. 氮肥对土壤硝态氮含量的影响

从施用氮肥对2011年、2012年收获期0～100cm土壤硝态氮含量的影响结果可知，随着氮肥施用量的增加，两年0～100cm土壤硝态氮含量均相应提高。分析2011年和2012年收获期土壤硝态氮含量发现，在收获期，60～100cm土壤硝态氮含量高于0～60cm土壤，黄芩的根系主要分布在0～40cm的土层，因而40～60cm土壤硝态氮含量保持较高的水平，有利于黄芩根系的生长；而60～100cm土壤硝态氮含量越高，对环境污染的风险也会增加。2012年60～80cm土壤硝态氮含量高于2011年，其原因可能为经过2年连续施用氮肥，土壤深层硝态氮累积残留量会随着氮肥用量增加而增加，因而施用适量的氮肥不仅有利于提高氮肥利用率，同时，也可以降低硝态氮在土壤中的残留量。

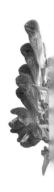

2. 磷肥、钾肥分别对土壤速效磷、钾含量的影响

从2011、2012年结果可知，在P_2O_5、K_2O用量均为0～270kg/hm²范围时，两年0～40cm土层速效磷、速效钾含量均随着P_2O_5、K_2O用量的增加而相应增加。

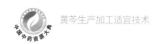

3. 施肥对土壤电导率、pH值的影响

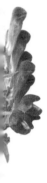

在黄芩生长2年后，在2012年收获期采集0～40cm土壤，测定土壤电导率（水土比=5：1）、pH值（水土比=2.5：1），结果表明：随着氮、磷、钾肥施肥量的增加电导率呈现出增加的趋势，而土壤pH值随着施量的增加变化不大。土壤电导率是测定土壤水溶性盐的指标，而土壤水溶性盐是土壤的一个重要属性，是判定土壤中盐类离子是否限制作物生长的因素，本试验各施肥处理土壤电导率均低于植物最大忍耐值400μs/cm，但如果长期超量施肥，随着种植年限的增加，土壤电导率也相应呈升高趋势，可能会致使土壤盐分不断累积。

因此，确定黄芩适宜的施肥量首先要以药材质量和土壤环境保护为前提，其次再考虑药材产量。即二年生黄芩N、P_2O_5、K_2O最适用量分别为225、270、270kg/hm^2。

（四）建立了黄芩平衡施肥技术

1. 施肥原则

（1）考虑施肥前土壤肥力情况。

（2）以保证药材质量为前提，同时兼顾药材产量和环境，用最小的施肥量获得较高的产量和质量。即可根据肥料生产力（如氮肥生产力=经济产量/施氮量），确定适宜施肥量。

2. 施肥量的确定

以本研究确定的金银花、黄芩适宜施肥量为依据，不同土壤肥力、目标产量下的施肥量可以根据以下方法进行调整。

3. 施肥推荐方法

（1）根据目标产量确定黄芩氮、磷、钾供应目标值：黄芩在施7.5t/hm²发酵鸡粪的基础上，如获得100kg黄芩干燥根，需要N、P₂O₅、K₂O量为3.14、3.77、3.77kg/hm²。

（2）确定不同土壤肥力条件下，不同目标产量黄芩氮、磷、钾养分需求总量。氮素推荐量根据公式：

①氮素推荐调控=氮素供应目标值-播前根层土壤无机氮计算，如表3-1所示：

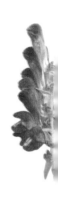

表3-1　氮素推荐量

土壤肥力	定植前土壤无机氮量（kg/hm²）
低肥力	50
中等肥力	80
高肥力	100

②磷钾素推荐根据衡量监控技术，如表3-2所示：

表3-2　磷钾推荐方法

土壤肥力	按作物带走量的倍数进行补给
极高	不施肥
高	0.8~1
中	1~1.2
低	1.2~1.5
极低	1.5~2.5

（3）施肥方法：①有机肥与无机肥配合施用。②两年生黄芩的磷肥第一年一次性底施外，氮肥、钾肥分两年施入，每年施总量的50%；第一年：氮、钾肥的60%在播种时施入，余下40%在6月进行追肥。第二年：氮、钾肥的60%在返青时施入，余下40%在6月进行追肥。

（五）黄芩专用肥配方研制

1. 黄芩氮、磷、钾需肥量

依据2011—2012年课题组研究结果如表3-3所示，确定基本配方氮、磷、钾比例N：P_2O_5：K_2O=1：1.2：1.2。

表3-3　试验研究黄芩所需氮、磷、钾用量

单位：千克/亩

	施肥量			产量
	N	P_2O_5	K_2O	
二年生	15	18	18	430

2. 根据黄芩不同生育期需肥情况及底追比例（表3-4、3-5、3-6），分别确定一、二年生黄芩初始配方。

如表3-4所示，除播种时以外，其他三次氮、磷、钾施肥量及比例均相同，因此可以确定两个初始配方，即1：2.1：1.2和1：0.6：1.2。

表3-4　一、二年生黄芩氮、磷、钾肥施肥比例

生长时间/施肥比例	N	P_2O_5	K_2O
一年生	50%	80%	50%
二年生	50%	20%	50%

表3-5　一年生黄芩氮、磷、钾肥底/追时期及比例

	N		P_2O_5		K_2O	
底/追	底肥	追肥	底肥	追肥	底肥	追肥
时期	播种时	生长90天	播种时	生长90天	播种时	生长90天
比例	40%	20%	70%	10%	40%	20%

注：以上施肥比例均是占总施肥量比例

表3-6　二年生黄芩氮、磷、钾肥底/追时期及比例

	N		P_2O_5		K_2O	
底/追	底肥	追肥	底肥	追肥	底肥	追肥
时期	返青期	生长90天	返青期	生长90天	返青期	生长90天
比例	20%	20%	10%	10%	20%	20%

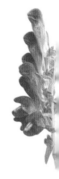

3. 确定了黄芩不同生育期专用肥方案（表3-7）

表3-7　河北省黄芩专用肥配方

专用肥类型	养分含量%	N	P_2O_5	K_2O	亩施用量
底施专用肥	45	10	22	13	60kg
追施专用肥	42	15	9	18	20kg

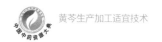

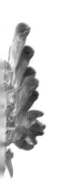

第二节　黄芩良种繁育与种子质量标准

一、道地（热河）黄芩良种繁育技术

（一）种源采集

在繁育种子上一年秋，采集承德地区野生地产道地黄芩2～3年生鲜根或种子。

（二）种子处理

若采集来的是种子，在播前应进行处理，将种子用40～45℃温水浸泡5～6小时或室温下自来水浸泡12～24小时，捞出稍晾，置于20℃左右温度下保湿催芽，待部分种子裂口出芽时即可播种。

（三）选地

选择远离厂矿、土层深厚，疏松肥沃、排水良好的耕地进行栽培。

（四）播种或栽植

1. 直播

（1）播种期　在土壤水分有保障的情况下，在4月中旬前后，以地下5cm地温稳定在15℃时为宜；一般春播在4～5月份，秋播9～10月间，也可在7～8月份的雨季播种。

（2）播种量　干种子用量0.8～1千克/亩。

（3）播种方法　播种方法为条播、散播和点播3种。一般宜浅不宜深，以免幼芽细弱，如条播沟距20～27cm，沟深2cm，种子拌细土（砂）撒匀，播后覆盖土

0.5～1.5cm，若雨季播种，盖土要浅；若春、秋季雨水较少，盖土要适当加厚，并适时镇压和覆盖地面，保持土壤湿润至出苗。

2. 育苗移栽

（1）选地做畦　选择温暖、向阳、疏松肥沃、排灌水方便的田块，做成畦面宽1.2～1.3m，畦埂宽0.5～0.6m，长10m左右的平畦。

（2）施肥整地　在做好的畦内，均匀撒施7.5～15kg/m^{2}耐腐熟的优质农家肥和25～30g/m^{2}磷酸二铵，施后与畦内10～15cm深的土壤充分拌匀，随后砸碎土块，拣净石块、根茬，搂平畦面待播。

（3）适时播种　在4月上旬，先将已准备好的畦内浇足水，水渗后按6～7.5g/m^{2}干种子的播量，将处理好的种子均匀撒播于畦内，随后覆盖0.5～1.0cm厚的过筛粪土或肥沃表土，然后覆盖薄膜或碎草，保持畦内湿润。

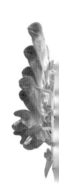

（4）幼苗管理　出苗后，应及时通风去膜或除盖草，按照苗距3～5cm适时疏苗，拔除杂草，并视具体情况适当浇水和追肥。

（5）移栽定植　苗高7～10cm时栽。按行距25～30cm，株距12～15cm的密度进行开沟栽植，以根头在土面下3cm为宜，栽后土压实并适时浇水，也可先开沟浇水，水渗后再栽苗覆土。旱地无灌水条件者应结合降雨定植。

3. 鲜根栽植

若采集来的是野生黄芩鲜根，可按行距35～40cm和株距18～22cm的密度进行开沟栽植，栽后填土压实，并及时浇水。

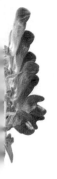

（五）田间管理

1. 中耕除草

在返青时中耕除草1次，以后要经常保持土层疏松无杂草。每年中耕除草3～4次，中耕宜浅，不要弄伤植株。

2. 追肥

育苗移栽后一般追肥1～2次，秋栽的黄芩分别在第2年4、6月份追肥，春栽的在6月份追肥；对于直播的，追肥在第一年定苗之后，以后各年于春季返青后封垄前进行。追肥主要用腐熟人畜粪、草木灰等，于行间开沟，施后培土，追施腐熟人畜粪800～1000千克/亩或三元复合肥25～30千克/亩。

3. 防旱排涝

黄芩耐旱怕涝，若遇严重干旱，可适当浇水，雨季要及时排水，雨水过多或畦内积水易造成烂根。

（六）病虫害防治

1. 根腐病虫防治

生长期间适时中耕松土，雨季及时排水防涝，加强苗间通风透光并实行轮作，可有效防治根腐病虫。冬季处理病株，消灭越冬病菌。发病初期用50%多菌灵可湿性粉剂1000倍液喷雾，每7～10天喷药1次，连用2～3次；或用50%托布津1000倍液浇灌病株。适时拔除病株，病穴用5%石灰水消毒。

2. 茎基腐病防治

在采用根腐病综合农业防治的基础上，于发病初期喷施50%多菌灵和80%代森锌1∶1的600～800倍液。

3. 叶枯病防治

冬季收获后，清除病残枝叶，并于发病初期，用50%多菌灵1000倍液喷雾防治，隔7～10天喷1次，连喷2～3次。

4. 蚜虫防治

用50%抗蚜威3000～4000倍液喷杀。

（七）种子采收

若利用2～3年的野生黄芩鲜根繁育种子，春季栽植的，秋季即可采收种子；秋季栽植的，第2年秋季采收种子。若利用野生种子种植繁育种子的，一般播种出苗后2～3年开始采收种子。采种应随熟随采，分批采收，一般于花枝中下部宿萼变为黑褐色、上部宿萼呈黄色时，手捏花枝或将整个花枝剪下，稍晾晒，随后脱粒清选，放阴凉通风干燥处储藏留用。

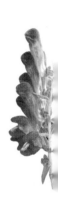

二、种子质量检验方法

（一）扦样

参照《农作物种子检验规程》（GB/T 3543.2）的标准执行，种子批的最大重量为10 000kg，送检样品最少为50g，净度分析试样最少为5g（不少于2500粒）。

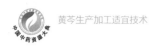

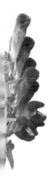

（二）净度分析

采用四分法分取试验样品，抽取其中2份样品倒在光洁桌面上，把净种子，废种子和夹杂物分开，重复称量3次，在符合规定允许误差范围内，计算其平均值，按下式计算种子净度：

种子净度（%）=（试样质量−废种子−夹杂物）/试样质量×100%。

（三）种子千粒重的测定

将净种子总体采用四分法分为4份，从每份中数250粒组合为1组，测2组。每组重复测量3次，在符合规定允许误差范围内，计算其平均值。

（四）种子含水量的测定

采用高温烘干法，将种子连同干燥铝盒一起称重，放置在温度达（131±2）℃的恒温烘箱内烘1小时后取出放入干燥器内冷却后称重，按下式计算种子含水量：

种子含水量（%）=（W_2-W_3）/（W_2-W_1）×100%

W_1为样品盒质量，W_2为样品盒及样品烘干前质量，W_3为样品盒及样品烘干后质量。

（五）种子发芽率（势）的测定

取净种子进行10小时的吸胀作用，放入铺有3层滤纸的培养皿中于25℃恒温培养箱培养，测定其发芽状况，记录数据。

发芽率（%）=种子发芽数/供试种子数×100%；

发芽势（%）=规定时间种子发芽/供试种子数×100%。

（六）种子生活力测定（TTC法）

1. 溶液配制

称取0.5g 2,3,5-氯化三苯基四氮唑（TTC）放入小烧杯中，先加少许95%的乙醇溶解后，加20ml蒸馏水后用0.1mol/L的NaOH溶液调pH值至7.0，再用蒸馏水稀释定容至100ml，配成的0.5%TTC溶液避光保存。

2. 显色反应

对黄芩种子用水浸种24小时，挑选相对饱满健全的种子（每处理3次重复，每选取50粒），用刀片纵切成2瓣，使胚1/2分，取半粒放入装有0.5%TTC的小试管中，保持在25℃条件下，染色12小时。

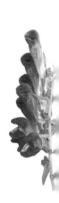

3. 数据统计

倒出TTC溶液，用清水将种子冲洗1～2次，观察种胚被染色的情况。凡种胚全部或大部分被染成红色的即为具有生活力的种子，种胚不被染色的为失去生活力种子。

三、不同来源黄芩种子的质量比较

陈君等采用常规方法测定不同产区、不同批次黄芩种子千粒重、饱满种子率和发芽率，比较不同来源黄芩种子的质量。结果：宁夏和山东莒县第一批黄芩种子在千粒重、饱满率、发芽率均表现较好，饱满种子达95%以上，千粒重达2.29g左右，发芽率达90%以上。结果见表3-8。

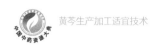

表3-8　不同来源黄芩种子质量

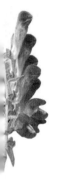

编号	种子来源	收集时间	千粒重（g）	饱满种子率（%）	种子颜色	发芽率（%）
1	山东莒县1	2000年秋	2.18	95.5	黑	93.0
2	山东莒县2	2001年春	1.74	86.0	黑灰	19.0
3	山东莒县3	2001年春	1.77	84.0	黑灰	70.5
4	山东莒县4	2001年春	1.93	91.5	黑灰	82.5
5	山东蒙阴1	2000年秋	1.73	81.0	黑灰	76.5/72.5
6	山东蒙阴2	2000年秋	1.7	—	黑	74.0
7	山东蒙阴3	2000年秋	1.67	79.5	黑	60.5/58.5
8	山东临沂1	2001年春	1.73	88.0	黑灰	70.5
9	山东临沂2	2001年春	1.77	89.0	黑	47.0
10	山东平邑	2001年春	1.61	83.5	黑	81.5
11	河北怀来1	2001年春	1.88	90.0	黑	71.0
12	河北怀来2	2001年春	1.95	96.0	黑灰	81.0
13	山西绛县	2001年春	1.95	89.5	灰黑	67.5
14	山西新绛	2001年春	1.45	53.0	黑灰	61.5
15	山西陵川	2001年春	1.93	80.0	灰黑	76.0
16	陕西凤翔	2001年春	1.49	83.0	灰黑	53.5/55.0
17	陕西蒲城	2001年春	1.65	63.5	灰	39.5
18	宁夏红寺堡	2000年秋	2.19	97.0	黑	92.5/90.5

（一）不同来源的黄芩种子质量上存在差异

1. 黄芩种子千粒重

不同产区黄芩种子千粒重差异较大。宁夏红寺堡的黄芩种子千粒重最高为2.19g，

其次为山东莒县2.18g，陕西凤翔1.49g和山西新绛1.45g的千粒重最低。值得注意的

是，同一产区不同批次黄芩种子千粒重也存在差异。

2. 黄芩饱满种子率

不同产区及同一产区不同批次的黄芩饱满种子率也各不相同，最高的为宁夏红寺堡达97%。饱满率在90%以上的依次为河北怀来2（96%）、山东莒县1（95.5%）、山东莒县4（91.5%）、河北怀来1（90.0%）。饱满率最低的是山西新绛，为53.0%。

3. 黄芩种子发芽率

不同产区及同一产区不同批次的黄芩种子发芽率差异很大。山东莒县1最高，发芽率为93%，其次是宁夏红寺堡，最低的是山东莒县2，只有19.0%。在不同气温条件下（不同季节），高温25～27℃（夏季）比低温13～16℃（春季）发芽快。有发芽能力的正常种子在25～27℃条件下发芽很快，3天的发芽率为30%～40%，6天的发芽率为60%～90%，发芽比较整齐，发芽历期也较短，约16天左右。在室温13～16℃条件下，3天的发芽率为零，6天的发芽率不到40%，发芽历期也较长，约20天左右。质量好的黄芩种子，千粒重、饱满率、发芽率均高，种皮颜色为较纯的黑色，无杂色。质量较差的种如山东莒县2、陕西蒲城、凤翔、山西新绛、山东临沂2和蒙阴2，种皮颜色浅，多为灰黑色，很有可能掺入了隔年的陈种子。

（二）影响黄芩种子质量的因素

1. 地理位置和气候条件

试验用的宁夏红寺堡的黄芩种源来自陕西凤翔、蒲城，2X（X）年在红寺堡地区播种后当年秋季即可收获高质量的黄芩种子，而陕西凤翔、蒲城的黄芩种子在千粒

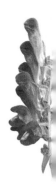

重、饱满度和发芽率等都明显低于红寺堡。红寺堡位于宁夏中部，海拔1200m左右，年降雨量150~200mm，年蒸发量2000mm以上，是典型的干旱地区，由于光照强、昼夜温差大，在灌溉良好的情况下植株生长旺盛、尤其是生殖生长旺盛，种子质量明显提高。从总体试验结果看，北部干旱少雨温差大地区生产的黄芩种子质量优于偏南部的雨水较多、温度较高地区。

2. 种子采收时间

黄芩属虫媒花（自花几乎不结实），无限型顶生花序，花期长，种子成熟不一致在有明显雨季的地区，雨季前开花结实率较高，种子质量较好；雨季的连续降雨影响了传粉昆虫的活动，使黄芩开花后不能正常授粉，种子结实率低、瘪种率高，此时所采的种子质量较差。

3. 人为因素

黄芩种子寿命短，自然温度条件下1年几乎丧失发芽能力，且产量低。由于近年来黄芩种子需求量较大，种子价格一直居高不下，受经济利益的驱动，一些人常将丧失发芽力的陈种子掺入新产种子中，使种子发芽率明显降低。山东莒县的4批黄芩种子中既有质量最好的，也有质量最差的。又据调查，1999—2000年从药材市场购买的黄芩种子有一半不发芽，发芽率达到50%就算是好种子。试验结果表明，当年新产的黄芩籽，发芽率都在80%左右，好的可达90%以上。因此，发芽率较低的种子很有可能掺入了隔年的陈种子，本次试验中收集的黄芩种子也不排除这种可能。

四、中药黄芩种子及易混品的显微鉴别

（一）正品及易混种子

1. 黄芩*S. baicalensis* Georgi《中国药典》（2015年版）收载正品。

2. 粘毛黄芩*S. viscidula* Bge.易混品。

3. 沙滩黄芩*S. strigillosa* Hemsl.易混品。

4. 北京黄芩*S. pekinensis* Maxim.易混品。

（二）方法

（1）扫描电镜法　样品经50%乙醇超声清洗2分钟，依次经50%、60%、70%、80%、90%、100%乙醇逐级脱水，最后用戊二醛固定30分钟，干燥后用双面胶固定在样品台上，真空镀金，用日立S-3500N型扫描电镜观察。

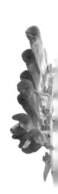

（2）石蜡切片法　种子用F.A.A固定液固定两周以上，采用石蜡切片法制成永久切片，显微镜观察，并用显微描绘器绘图。

（三）结果

1. 扫描电镜观察结果

（1）黄芩种子　卵球形，黑褐色，长径1.98～2.46mm，短径1.20～1.80mm，厚1.28～1.98mm，表面具瘤状突起，腹面中部具一种脐。电镜下放大4×10^3倍观察，黄芩种子瘤状突起表面还具有均匀的乳头状次级突起，次级突起基部膨大，顶端具短尖，长约3μm，次级突起表面具不规则的网状纹理（图3-1A）。

（2）粘毛黄芩种子　与黄芩种子形态相似。电镜下放大4×10^3倍观察，粘毛黄芩种子瘤状突起表面也具有乳头状次级突起，但次级突起基部较平坦，乳头明显较黄芩种子长，约10μm，表面具纵向顺纹，次级突起之间微隆起（图3-1B）。

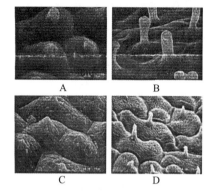

图3-1　黄芩及其易混品种子显微描绘图

（3）沙滩黄芩种子　近球形，黄褐色，密生钝顶的瘤状凸起，长径1.52～1.78mm，短径1.00～1.36mm，腹面中下部具种脐。电镜下放大4×10^3倍观察，瘤状突起表面具有乳头状次级突起，次级突起基部膨大，顶端具刺状短尖，表面具凹凸不平的不规则纹理（图3-1C）。

（4）北京黄芩种子　卵形，黑栗色，长径1.48～1.52mm，短径1.04～1.10mm，表面具瘤状突起，腹面中部具一种脐。电镜下放大4×10^3倍观察，瘤状突起表面具有乳头状次级突起，次级突起基部较平缓，且两端高，中央凹陷，表面具穴状纹饰，顶端具刺状短尖（图3-1D）。

2. 种皮组织结构观察结果（石蜡切片横切片）

（1）黄芩种皮特征　最外侧为一列切向延长的细胞，外壁增厚，外被角质层，角质层呈乳头状；其内为1～2列多角形细胞；最内层为颓废细胞层；胞腔内具棕色色素团块（图3-2A）。

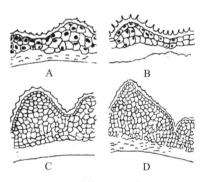

图3-2　黄芩及其易混品种子石蜡切片横切片

（2）粘毛黄芩种皮特征　基本结构同黄芩种子，角质层乳头状突起基部较平坦，乳头较长（图3-2B）。

（3）沙滩黄芩种皮特征　最外层为一列近方形细胞，壁略增厚，角质层呈圆钝凸起；其内为多列径向延长细胞，最内层为颓废细胞层（图3-2C）。

（4）北京黄芩种皮特征　基本结构同沙滩黄芩种子，靠近内侧细胞偶见柱晶（图3-2D）。通过扫描电镜观察，几种种子表面均具有乳头状次级突起，但次级突起的基部，顶端特征，以及突起表面纹理均有明显差别，可以有效鉴别。

通过对石蜡横切片的观察，黄芩与粘毛黄芩种子内部组织结构相近，但粘毛黄芩角质层乳头状突起较长；沙滩黄芩与北京黄芩种子内部组织结构相近，但北京黄芩种子靠近内侧细胞偶见柱晶（图3-3）。

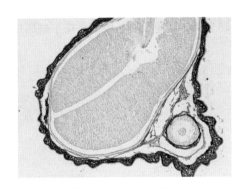

图3-3　黄芩种仁横切

第三节　大田种植与管理

一、选地与整地

选择土层深厚、排水渗水良好、疏松肥沃、阳光充足、中性或接近中性的壤土、砂壤土为宜，平地、缓坡地、梯田均可，宜单作种植，也可利用幼龄林果行间种植，以提高退耕还林地的经济效益和生态效益。

（一）选地做畦

选择温暖向阳、疏松肥沃、排灌水方便的田块，做成畦面宽1.2～1.3m，畦埂宽0.5～0.6m、长10m左右的平畦。

（二）施肥整地

在做好的畦内每亩均匀撒施5000～10 000kg充分腐熟的优质农家肥和50kg磷酸二铵，施后与畦内10～15cm深的土壤充分拌匀，随后砸碎土块，拣净石块、根茬，搂平畦面待播（图3-4）。

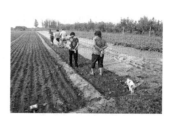

图3-4　整地

二、繁殖方法

（一）种子繁殖

种子繁殖是最常用的育苗繁殖方法，大多采用直播法和育苗移栽法（图3-5和图3-6）。

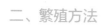

1. 直播法

直播法对播种季节要求不严，春、夏、秋均可，各地方可视当地气候、土壤条件而灵活掌握，但不同播种期对黄芩根部黄芩苷有极显著影响。

直播黄芩多采用开沟条播，应选择2～3年生发育良好植株上的种子，播种温度为15～18℃。由于黄芩

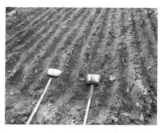

图3-5　黄芩播种

图3-6　黄芩播种工具

种子小，覆土浅，极易因土壤的失水而导致大量缺苗断垄。因此，如何保证直播法出全苗的关键在于保证种了或土壤的水分。苏淑欣等通过试验黄芩种子萌发所需要的水分和温度，田间观察叶、茎等的生长发育情况，认为家种黄芩必须足墒播种，并在播种后加覆盖物保墒，才能保证全苗。春播黄芩在土壤水分有保证的情况下，春播不宜太早，以气温达到20℃时播种为宜。魏莹莹等研究发现覆膜栽培有较好的保温保肥作用，能够促进黄芩对铵态氮的吸收，提高黄芩的产量和有效成分含量。在山西晋南产区多在早春3月上旬地膜覆盖雨后抢墒播种的方法，比露地播种可提早出苗30～40天（图3-7至图3-11）。

陈万翔等通过不同栽培方式对黄芩产量及黄芩苷含量影响的研究，结果表明平畦宽

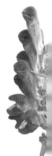

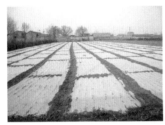
图3-7　黄芩早春地膜覆盖

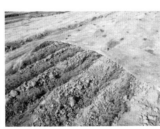
图3-8　黄芩早春地膜覆盖效果图

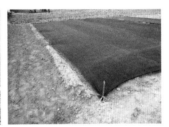
图3-9　黄芩遮阳网覆盖播种

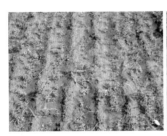
A黄芩遮阳网覆盖出苗情况

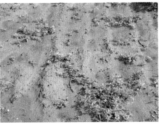
B黄芩未覆盖出苗情况

图3-10　黄芩遮阳网覆盖与未覆盖出苗情况对比

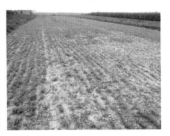
图3-11　黄芩麦茬复播

行条播剪花枝、窄行条播蹲苗控上的方法与窄行条播对照相比，产量增长极显著，黄芩苷含量也明显提高。王增理等通过考察黄芩的不同栽培方法对黄芩苷含量及黄芩产量影响的研究，认为不同栽培方法对黄芩中黄芩苷的含量有显著的影响，秋育春栽法分别比春育密植法、地膜春播法和春播法高61.3%、57.4%和58.4%；不同栽培方法对黄芩产量也产生显著影响，以秋育春栽法对黄芩产量最高，分别比地膜春播法、春育密植法和春播法增产了12%、27.8%和37.5%，因此认为秋育春栽法既能提高黄芩产量，又能提高含苷量，是生产优质高产黄芩的较佳方法，但周长征认为种子直播或育苗移栽都存在种子发芽率低、发芽不齐和成本高等缺点。

（二）扦插繁殖

扦插繁殖是从优质高产型的黄芩母株上剪取8～10cm长的茎梢，去掉下半部的叶片，按一定的行株距插于床内，搭荫棚、浇水保湿，插后40天即可移栽，陈震等于1999年采用不同部位的茎段作插条及激素处理，探索了黄芩的扦插繁殖技术，证明用茎梢作插条成活率最高达95%以上，而且生长最快，用茎基部作插条，成活率很低（10%～30%）；用激素处理可大幅度提高茎中段插条的成活率，其中IAA（吲哚乙酸）100μg/ml处理3小时的成活率最高，比对照高35.6%；在北京地区最适宜的扦插期是6月中旬前的营养生长期，用无性繁殖扦插育苗法栽植的黄芩，加强田间管理，不但产量高（6400kg/hm^2），而且有效成分黄芩苷的含量高达13.4%，远高于有性繁殖或野生样品的含量。

黄芩扦插繁殖是一种优质高产技术，尤其对于干旱地区或干旱季节播种，常因

土壤干旱，出苗困难，因此采用扦插集约化育苗，并于雨季移栽，能明显提高移栽

成活率，获得高产。黄芩扦插成败的关键在于繁殖季节和取条部位。

1. 扦插条的选择

用茎（枝）梢的幼嫩部分作插条，很容易成活，但不能用茎的中、下部。若条

件合适，不加任何处理，其成活率可达95%以上，且

生根快，插条生长迅速，40天左右即可出圃移栽；而

已落叶且木质化的茎基部作插条成活率很低，不宜选

用（图3-12和图3-13）。

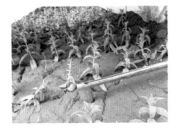

图3-12 黄芩扦插苗床

2. 扦插时间

春、夏、秋季均可以进行扦插，但以春季5~6月

份扦插成活率高。成活后雨季移栽，到入冬前形成大

苗，便可安全越冬。

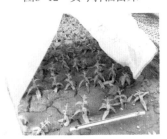

图3-13 黄芩扦插苗床遮阴

3. 苗床选择

应选择排灌方便的砂质壤土，亩施农家肥5000kg，磷酸二铵30kg，翻晒耙平做

成苗床。

4. 扦插方法

插穗取自当年生长健壮的优良植株上的绿色枝条，按顺序剪成茎尖、中部、

基部三部分，每段长5~7cm作为带叶插穗。将插穗捆成50~100个一捆，速蘸

每千克0.5mg的NAA或在每千克0.3mg的NAA中浸泡插穗下部10~20分钟。在

苗床上开沟，把处理好的插穗，分别插于沟内，深度为2～3cm。扦插密度为2cm×3cm株行距，每平方米插1500根左右。扦插后浇透水，起小拱棚保持湿润（图3-14和图3-15）。

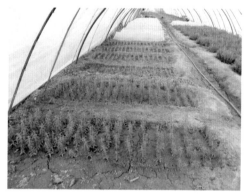 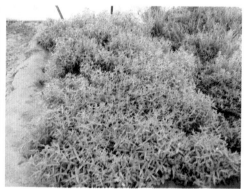

图3-14 黄芩扦插苗管理　　　　　　　图3-15 黄芩扦插苗炼苗

5. 扦插苗管理

插穗成活后10天左右生根，黄芩幼苗极不耐旱，扦插后的苗床要保持畦面无裂缝，要3～5天浇一次水，才有利生根成活。生根后逐渐减少浇水次数，进行炼苗，25～30天后即可大田移栽。

6. 移栽大田选地整地

同黄芩育苗移栽技术选地整地。

7. 移栽大田

插穗生长半个月后即可移栽，为了提高移栽的成活率，可先在畦面刨穴、然后立即移栽，这样插穗的水分损失很小，并能及时吸收水分，不萎蔫，而且结合浇水根与土壤紧密无缝隙，成活率高。定植时株行距以15cm×30cm为宜，定植后及时浇水（图3-16和图3-17）。

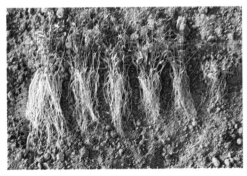

图3-16 黄芩扦插种苗

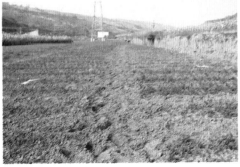

图3-17 黄芩扦插苗移栽

8. 除草松土

扦插苗幼苗期植株较弱，要经常松土除草，最好用手将靠近幼苗的杂草拔掉，其他杂草可以用锄除掉。第一年7月中旬追肥一次，亩施磷酸二铵20kg或尿素15kg，第二年6月份再追肥一次，亩追磷酸二铵10kg或尿素20kg。

（三）分根繁殖

分根繁殖是一种常用的黄芩无性繁殖方法，一般情况下黄芩从播种到收获至少要花2～3年时间，为缩短栽培年限，有的便采用分根繁殖方法，在收获时选用高产优质植株，把根剪下供药用，留下根茎部分作繁殖材料。国外有分根繁殖黄芩属植物的记载，我国裕载勋进行过分株繁殖方面的研究，认为分株繁殖能缩短生长周期，可大面积推广。蒋传中也认为以此法无需移栽，缩短生长周期，成活率较高，生长正常，许多黄芩老产区当地有足够的老苗作为分根繁殖材料，因地制宜就地繁殖，对扩大栽培面积是极为有利的。

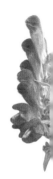

（四）组织培养

我国学者丁如贤等人于1997年将黄芩带节茎段培养在MS+6–BA（1mg/L）+NAA

（0.2mg/L）的培养基上，诱导形成了愈伤组织，然后出现许多绿色小芽，进一步移至MS培养基上产生大量的丛生芽，丛生芽培养于12MS+IBA（0.5mg/L）培养基上可诱导生根，形成完整植株，后来李永红等用黄芩无菌茎段为外植体进行了快速繁殖研究，认为MS+6-BA（2.0mg/L）培养基有利于促进腋芽萌发和生长，并筛选了最有效的芽增殖培养基和生根培养基。高山林等在组织培养条件下进行了黄芩愈伤组织的诱导、分化、试管苗复壮和生根等一系列技术优化实验，表明黄芩试管苗的节是诱导愈伤组织的理想外植体，在培养基中适当添加PP$_{333}$能显著改善试管苗的素质，PP$_{333}$与激素的配合使用能十分有效地调控黄芩愈伤组织的分化、试管苗的生长与生根，并能显著提高移栽成活率。

三、田间管理

（一）苗期管理

苗期忌水，在水淹10小时后幼苗会死亡，在雨后要及时排涝。苗期黄芩生长缓慢，不能完全封垄，田间易生长杂草，而且杂草生长速度要快于黄芩，因此要及时除草，以免发生草荒。当黄芩幼苗长至高8cm及时定苗。定苗太晚影响植株生长，不利高产，定苗株距8～10cm，密度控制在每亩22000～27 000株。

（二）花蕾期管理

7月为幼苗生长发育旺盛期，在此期追施磷钾肥，配合施用适量氮肥，有利于叶片生长，促进光合面积的迅速形成，从而制造更多的光合产物，保证后期向种子和根系转移足够的营养。两年生植株6~8月开花,如计划采收种子,应当多追肥,以促进种子饱满,如不收种子则在抽出花序前将花梗剪掉,减少养分消耗,可以促使根系生长,提高产量。黄芩耐旱,且轻微干旱有利于根系生长,但干旱严重时需浇水或喷水,忌高温期灌水。雨后应及时排除积水。

（三）中耕除草

无论是直播法还是育苗移栽法,黄芩的幼苗生长相对较缓慢,出苗后至封垄前,要松土除草3~4次,结合中耕除草。

（四）科学施肥

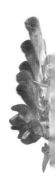

土壤是黄芩生活的基质,也是影响植物生长发育的重要生态因子,科学施肥,补充营养元素,就成为提高药材质量的重要措施。通过研究黄芩根部黄芩苷含量发现,人工栽培黄芩时,单一施用和复合施用氮、磷、钾化肥,在提高黄芩根部产量的同时,多数情况下还能提高黄芩苷的含量,尤其是施用磷肥,效果更显著。通过研究不同氮、磷、钾施肥组合对黄芩生长、生物量、产量和生理指标的影响,认为黄芩地上部分各项生长指标基本均为复肥型高于单肥型,复肥型中又以营养平衡型N_3P_3K、$N_2P_4K_4$为理想施肥组合,并初步确定了最佳施肥量是N为1.195克/盆,P为1.763克/盆,K为0.784克/盆;通过比较不同年龄黄芩的氮肥和复合肥的施肥效果,认为合理配比的复合肥比适量氮肥效果显著,相同用量的肥料对1年生播种苗各项指标的影响效果要比二年生移栽苗明显,通过对不同微量元素对黄芩的施肥效果研究,初步筛选出B、Zn两种元素作为黄芩专用微肥的首选微量元素;通过研究不同有机肥料种类对黄芩生长、产量和质量的影响，认为鸡粪对黄芩的生长和产量有很大的促进作用，何福林等通过对有机肥种类及其施用数量与黄芩根部主要有效成分总黄酮、黄酮苷百分含量之间关系的研究，认为

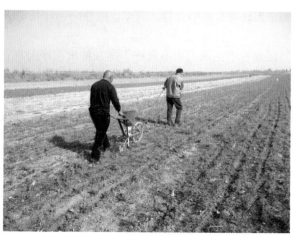

图3-18　黄芩追肥

人工栽培黄芩施用鸡粪、人粪、猪粪、骡马粪等有机肥种类及其施用量的不同，对黄芩总黄酮的百分含量没有显著影响，但对黄芩苷百分含量影响显著或极显著（图3-18）。

第四节　黄芩育苗移栽法

在灌溉很困难的旱地或退耕的山坡地上，直播法是难以保苗的，这种条件下多可采用育苗移栽法。李敬忠等通过试验认为黄芩生产的育苗移栽法优于直播法，因为育苗移栽法具有节约土地、用种量少、药材品质好等特点。徐峰等认为育苗移栽的药材须根多，质量差、产量低，而直播种植的根长且粗壮、质量好、等级高，产量也高。育苗时起垄种植有利于灌水和排水，也利于直根向深处生长，少长须根，同时便于收获。

一、育苗地选地整地

黄芩因种子细小，出苗比较困难，因此播前必须把地整好。整地前每亩施腐熟农家肥2000～3000kg，尿素10kg，磷酸二氢铵15kg，同时用50%辛硫磷乳剂0.25kg拌油渣20kg撒施，防治地下害虫。深翻20～24cm，耙细整平，为便于以后锄草等农事操作，可以根据实际情况按1～1.2m做平畦，开好排水沟。畦面要求细、平、杂草少，无灌溉条件的山坡地可以不做畦，干旱地可以用地膜覆盖育苗。

二、播种

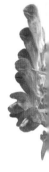

一般在3～4月春播育苗，为提高出苗率，播前可进行种子催芽。具体方法为将种子用40～50℃的温水浸泡5～6小时，然后将种子捞出在20～25℃的条件下保温、保湿催芽，每天用清水淋洗2次，待大部分种子裂口（露白）时即可播种。播种时可掺5～10倍细土，细砂与种子拌匀，然后均匀撒在畦面上，用钉耙或其他农具浅划畦面，再将畦面整平、拍实，使种子与土壤结合紧密，每亩播种量5～6kg。也可采用条播，按行距10cm，开2～3cm深的浅沟，将种子均匀播入沟内，覆土约1cm厚，播后轻轻镇压，每亩播种量0.5～1kg。

干旱的地区也可用覆膜播种法。用120cm宽的地膜，平垄，垄面100cm，垄沟20cm。地膜覆好后，在膜面上用点播器或烟筒拐打穴眼，穴眼深0.5～0.6cm，穴距3～4cm，一般一垄种6行，具体操作时按打的眼大小来定，打眼器直径小于10cm时可种7行。穴眼打好后，

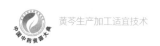

将种子均匀的撒20～25粒，覆少量土盖住种子，再覆少量细砂即可，亩播种量5～6kg。

三、育苗田管理

1. 覆草保墒

黄芩因种子小，有灌溉条件的，播后及时浇水，经常保持表土湿润，大约15天即可出苗；无灌溉条件的地方要用麦草等作物秸秆、细砂覆盖，以利出苗。幼苗出土后，去掉覆盖的杂草，并轻轻地松动表土，保持地面疏松，下层湿润，利于根向下伸长（图3-19）。

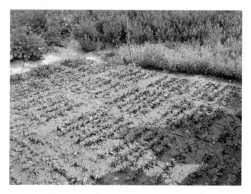

图3-19 黄芩育苗地

2. 除草定苗

苗出齐后即可进行第一次除草。这时苗小根浅，应以浅除为主，切勿过深，特别是整地质量差的地块，如除草过深则土壤透风宜干旱，常造成小苗死亡。以后除草次数按田间草情而定，应不少于3次。幼苗长到4cm高，浅锄1次，并间去过密的弱苗。当苗高6～7cm时，按株距6cm定苗，并对缺苗的地方进行补苗，补苗时一定要带土移栽，可把过密的苗移来补苗，栽后浇水。补栽时间要避开中午，宜在下午3时后进行。定苗后有草就除，旱时浇水。

3. 追肥灌溉

追肥视苗情而定，土壤肥力差可追施一次。在定苗后亩追施尿素4～5kg。黄芩不同生育时期的湿度影响不相同，出苗期需要较充足的水分，土壤湿度不足会影响黄芩发芽，但苗出齐后，耐旱能力会较强，所以一般情况下在育苗前灌足底水即可，出苗后不浇水，雨季注意防涝，地内不可积水。

四、移栽地整地

黄芩为深根植物，应选择土层深厚、地势平坦、土质疏松，透水、透气性良好的黄绵土、黑垆土、黑麻土。大田生产可在排水良好的川水地、旱台地、坡地种植。前茬作物收获后及时整地，旱地一般翻两次，最后一次以秋季为好，耕深30cm以上。结合翻地施入基肥，亩施农家肥2500～3000kg，磷酸二铵20～25kg，然后耙细整平，春季翻地要注意土壤保墒（图3-20至图3-22）。

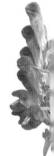

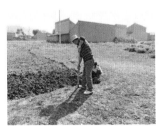
图3-20　黄芩起苗

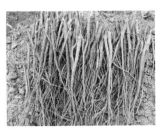
图3-21　黄芩种苗

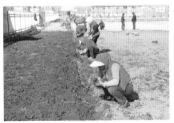
图3-22　黄芩摆苗

五、起苗移栽

在3月下旬至4月上旬，将前一年育的苗挖出来，扎成小把，可以边挖边移栽。如果不能及时移栽，可以将挖出的黄芩苗假植在家中院子里，地边上用一层湿土一层黄

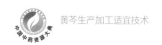

芩苗暂时贮藏起来。移栽时可用畜力或微耕机按行距20～25cm、深10～15cm开沟，将黄芩苗按株距12～15cm（黄芩苗头与头之间的距离）平放在沟内，然后把细耱平。

六、田间管理

移栽成活后及时松土除草，保持地内清洁。一般需中耕2～3次，中耕宜浅，不能伤根。当苗出齐后，要及时进行第一次除草，6～7月进行第二次除草。黄芩抗旱能力强，遇严重干旱或追肥后，可适当浇水，一般不用浇水。黄芩怕涝，雨季要及时排除田间积水，以免烂根死苗，降低产量和品质。立夏以后，施土杂肥每亩1000kg、草木灰每亩150kg，混匀，在行间开浅沟施入，覆土盖平。以后经常锄草，保持地内无杂草。不采收种子的田块，在开花前将花梗及早摘除，以避免养分的无效消耗，促进根部生长。

第五节　常见病虫害防治技术

黄芩在生育期间病虫害较少，虫害有地老虎和蛴螬等地下害虫，但一般危害不太严重，可视情况及时加以防治。

一、病害防治

1. 叶枯病

在高温多雨季节容易发病，开始从叶尖或叶缘发生不规则的黑褐色病斑，逐渐向内延伸，并使叶干枯，严重时扩散成片。

防治方法：

一是秋后清理田园，除尽带病的枯枝落叶，消灭越冬菌源。

二是发病初期喷洒1∶120波尔多液，或用50%多菌灵1000倍液喷雾防治，每隔7～10天喷药1次，连用2～3次。

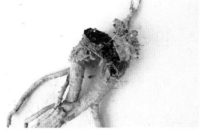

图3-23 黄芩根腐病

2. 根腐病

栽植2年以上者易发此病。根部呈现黑褐色病斑以致腐烂，全株枯死（图3-23）。

防治方法：①雨季注意排水、除草、中耕，加强苗间通风透光并实行轮作。②冬季处理病株，消灭越冬病菌。③发病初期用50%多菌灵可湿性粉剂1000倍液喷雾，每7～10天喷药1次，连用2～3次，或用50%拖布津1000倍液浇灌病株。

3. 白粉病

黄芩白粉病主要为叶片、叶柄受害，发病初期叶片两面产生白色小粉点，后扩展至全叶，叶面覆盖稀疏的白粉层，是黄芩的主要病害之一（图3-24）。

防治方法：①清除田间病残体，减少初侵染源；施足底肥，不要偏施氮肥；合理密植，通风透光。②发病初期喷施代森锰锌可湿性粉

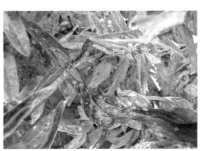

图3-24 黄芩白粉病

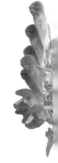

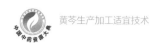

剂1000倍液，或20%三唑酮乳油2000倍液，或50%多菌灵·磺酸盐可湿性粉剂800倍液，或50%甲基托布津1000倍液，于发生初期、中期和后期各喷一次，防效较好。

二、虫害防治

1. 黄芩舞蛾

是黄芩的重要害虫，以幼虫在叶背作薄丝巢，虫体在丝巢内取食叶肉。

防治方法：①清园，处理枯枝落叶及残株。②发病期用90%敌百虫或40%乐果油喷雾防治。

三、草害防治

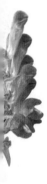

1. 菟丝子病

幼苗期菟丝子缠绕黄芩茎秆，吸取养分，造成早期枯萎。

防治方法：①播前净选种子。②发现菟丝子随时拔除。③喷洒生物农药"鲁保1号"灭杀，如发生较重，可在危害初期用100倍胺草磷或地乐胺药液喷雾防治，每亩用药液50kg左右。

第六节　产地采收与加工

一、采收

1. 采收年限

采收时期对于黄芩的产量和质量的影响非常大，生长1年的黄芩虽然可以刨收，但质量较差，人工栽培黄芩二年生根的产量在秋季达到最高，在8月末果实期黄芩苷的含量最高，三年生黄芩中黄芩苷的含量达到最高。因此，人工栽培黄芩以3年收获为好，而黄芩第4年就会出现部分主根心腐现象，随着年龄的增长这种现象会逐年加重。因此，综合考虑药材产量和质量以及经济收益等方面因素，确定以第三年秋季地上部枯黄时采收黄芩最好。

2. 采收季节与方法

黄芩野生和栽培资源采收期由于地理纬度和生长期的差异而不同，各地一般在每年8月中下旬黄芩盛果期就开始对野生黄芩进行采收，大规模采收在黄芩枯萎期前后。黄芩采收时期随着地理纬度的南移而推迟，如山西省运城等地采收时间一般在每年10月15日左右，而黑龙江省大庆等地采收时间一般在每年9月20日左右。

目前，产区黄芩采收均实现了机械化，即减轻了劳动强度，也降低了生产成本（图3-25）。

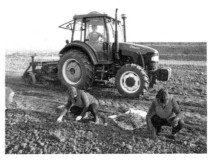

图3-25　黄芩机械收获

二、药材的加工技术

将收获下来的根部去掉附着的茎叶，抖落泥土，晒至半干，撞去外皮，然后迅速晒干或烘干。在晾晒过程中避免强光暴晒，同时防止被雨水淋湿，因受雨淋后黄芩根先变绿后发黑，影响生药质量。以坚实无孔洞、内部呈鲜黄色的为上品（图3-26）。

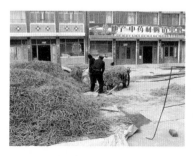

图3-26　黄芩加工

三、干燥方法

1. 自然干燥

将挖出的鲜黄芩根，在自然阳光下晾晒，晒至半干，撞去老皮，使根呈棕黄色，然后，晒至全干。在晾晒过程中，避免暴晒过度，使根条发红，又要防止被雨淋，露打或水泡，使根条变绿发黑（图3-27）。

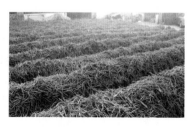

图3-27　黄芩产地加工

1. 烘干

（1）热风干燥　进风口温度60～65℃，出风口40～45℃。

（2）微波干燥　将鲜根晒至半干，撞去老皮后，进行微波干燥。

各种干燥方法，最终干品含水量不超过12%。

四、产量

新刨收的鲜根经过干燥加工，二年生折干率为30%左右，三年生为35%左右，三年以上为40%左右。一般每亩能收鲜品1000～1500kg，加工后可得干货300～500kg。

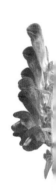

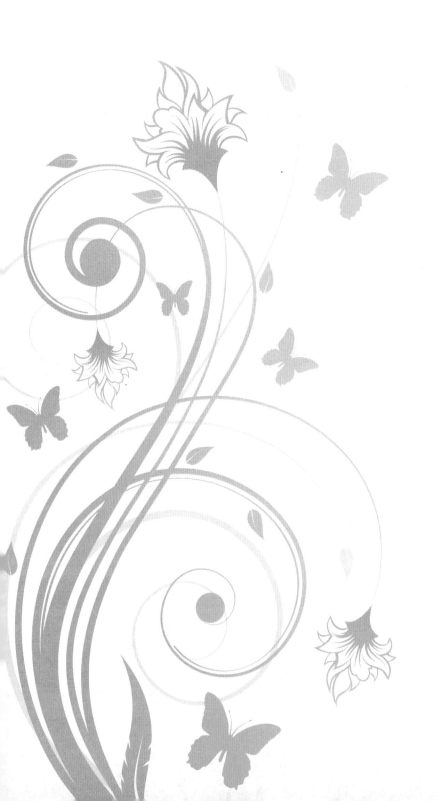

第4章

黄芩特色
适宜技术

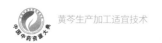

第一节　山西产区黄芩的种植与加工技术

一、种植区域

黄芩在山西南北各地均可种植，主要集中在运城和临汾两市，又尤以曲沃北董塬、绛县涑水河上游、新绛与闻喜峨嵋岭台地等干旱丘陵区为主要产区，种植较为集中连片，产量大、质量好。

二、新技术

（一）黄芩优质高效栽培模式

选择土层深厚的砂质壤土，趁墒播种，浅覆土，轻镇压。加大播种量抑制开花结实，合理施肥，尽早防控病虫害，种植两年后采挖。

（二）远志、黄芩短期轮作技术

远志生长一茬后，对远志田深翻压，增施磷、钾肥以补充土壤损耗，并缓解连作病害，轮作模式为远志→黄芩→远志。

（三）药粮间套作增效配套技术

选择芝麻、绿豆等作物与远志、黄芩在第一年种植时间作，实现远志、黄芩出苗前期的遮阴保墒，并使远志、黄芩种植田第一

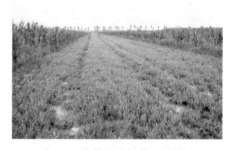

图4-1　黄芩粮药间作栽培模式

年就有产出，提高土地利用率（图4–1）。

（四）黄芩趁雨覆膜保墒播种技术

春季气温较低不宜种植黄芩，但下雨有墒情的情况下，雨后播种，覆膜保墒保温使黄芩出苗，出苗后逐步揭去地膜。延长生育期，积累地下部产量（图4–2和图4–3）。

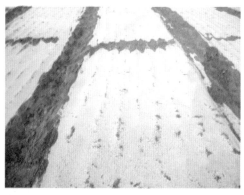 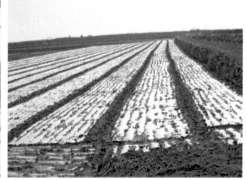 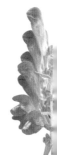

图4–2　黄芩早春地膜覆盖抢墒播种模式　　　　图4–3　黄芩地膜覆盖抢墒播种模式

（五）光合菌肥施用技术

光合菌肥是一种高效、无污染的复合型生物菌肥，能分解转化土壤中的有毒、有害物质，并把这些有毒有害物质转化成具有营养价值的无害物质和营养元素，供作物吸收达到增产优质的作用。结合栽培模式，制定了不同生长年限的远志、黄芩光合菌肥施用技术。

（六）节水灌溉技术

山西省远志、黄芩一般都选择在丘陵干旱区，基本没有灌溉条件，且远志、黄芩本身属于抗旱忌涝植物。在多年种植实践的基础上，参照远志、黄芩需水规律，指导农户用三轮车拉水模拟喷灌技术，在远志、黄芩始花期进行灌水。

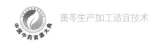
三、山西黄芩种植存在的问题及对策

山西地处黄土高原，土层深厚，适宜种植黄芩，是我国黄芩主产区。黄芩是山西道地药材，品质优良，黄芩苷等药物有效成分含量较高，深受国内外市场青睐。但目前，山西黄芩生产存在品种退化、品质下降、栽培技术滞后等问题，影响了黄芩的持续稳定发展。刘润堂通过对山西省黄芩生产现状进行调查，指出了其中存在的主要问题，并且提出了相应对策，旨在为山西省黄芩规范化种植提供依据。

（一）山西黄芩的人工栽培状况

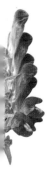

山西历来就有种植中药材的习惯。20世纪50年代，山西一些地区开始黄芩的人工栽培，所用的种源多为当地野生种或稍加人工驯化后的种子，种植面积较小，产量较低。20世纪80年代以后开始大面积种植。随着市场需求量的增加，黄芩栽培效益不断升高，栽培面积也随之增大。特别是近年来，种植黄芩已成为当地农民增加收入的一条重要途径。如平遥县晋伟中药材合作社组织农民大规模种植黄芩，2011年种植面积超过100hm²销售额达300余万元，促进了当地经济的发展，增加了农民收入。

随着山西黄芩栽培面积的逐年增加，出现了品种老化、栽培技术滞后、病虫害逐年加重等问题，不但产量大幅降低，而且严重影响了黄芩的品质，甚至使药材丧失了道地性。

（二）山西黄芩栽培中存在的问题

1. 种植地选择不当

山西地形较为复杂，土壤类型较多。一些药农为了追求黄芩的栽培效益，盲目在黏土地、下湿地、背阴坡地种植黄芩，造成其产量降低，品质差。

2. 品质没有保证

山西人工栽培的黄芩品种大多是相互引种，自采自繁自用，由于种质严重退化，致使黄芩的抗逆性降低，产量大幅下降且稳定性较差。而另一些药农从市场上购买外省的种子、种苗进行种植，没有进行品种比较试验，有些品种不适宜在当地生长，影响了黄芩的产量和质量。这严重制约了黄芩生产的发展。

3. 栽培技术落后

根据对山西药材主产区的调查，山西药农在黄芩生产上一直采用传统的栽培模式，存在许多问题。

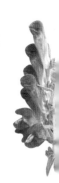

（1）多年连作　一些药农，为了追求经济效益，黄芩栽培常年连作，根腐病、根结线虫病逐年加重，严重影响了黄芩的产量和品质。

（2）播期不适宜　许多研究表明，在山西，黄芩7～8月份播种出苗率高，且出苗整齐，可为黄芩高产奠定基础。但是生产中仍然采用春播。

（3）播种方式不当　山西黄芩播种主要采用撒播方式，播种深度不一，出苗率低且出苗参差不齐。为了保证基本苗数，就必须增加播种量，不仅浪费种子，而且密度不合理。

（4）管理不善　生产中黄芩的田间管理较为粗放，许多地方在黄芩生长期间，仅进行除草措施，而没有采取科学合理的管理措施，常造成黄芩产量不高。

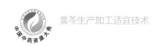

4. 肥料施用不合理

山西黄芩生产中存在许多施肥不合理现象。

（1）有机肥施用时，没有充分堆沤腐熟，而是将未腐熟的有机肥直接施入土壤，肥料带菌带虫，造成根腐病、根结线虫病大面积发生。

（2）没有根据黄芩的需肥规律进行配方施肥。黄芩是根茎类作物，生长发育需要大量钾，但长期以来一直施磷酸二铵、尿素或碳铵，未给土壤补充钾肥，造成土壤养分不平衡，限制了黄芩生产的持续发展。

5. 病虫为害严重

根据对黄芩主产区调查，黄芩根腐病、根结线虫病为害严重，受害面积占总面积的20%～30%，平均减产20%左右。虫害主要受地老虎、蝼蛄等地下害虫危害。其原因主要有：

（1）种植地选择不当，在茹土地、下湿地种植黄芩。

（2）多年连作，没有进行轮作倒茬。

（3）施用有机肥时没有堆沤腐熟，导致病虫害蔓延。

（4）长期没有进行过土壤处理和药剂防治，使病虫害逐年加重。

（5）磷、钾肥施用较少，植株抗病力较差。

（三）解决黄芩栽培中存在问题的对策

1. 合理选择种植地

选择地势高、向阳、比较干燥、排水良好的壤土或砂壤土种植黄芩，既适宜黄芩生长、可提高产量，又能减轻黄芩根腐病、根结线虫病的危害，提高药材的品质。

2. 积极开展优良品种的选育

中药材优良品种和种质资源是优质中药材生产的基础，优良品种的选育及其推广是提高黄芩产量、改良品质的重要措施。

（1）从外省引进当地优良品种，进行品种比较试验，选出适宜本地栽培的高产、优质品种。

（2）将本地品种进行系统选种，采取混合选择法采选优良单株，然后隔离繁殖，再进行比较，将本地品种提纯复壮，争创本地名牌品种。

（3）搜集和征集黄芩的种质资源，开展杂交育种、培育新品种，并开展杂种优势利用的研究。

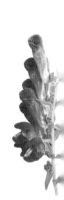

（4）建立良种繁育基地，为生产上提供大量的优质种苗。

3. 改进传统的栽培方式

改进传统的栽培模式、试验推广先进的栽培技术是提高黄芩产量和质量的重要途径。

（1）留种技术，黄芩以2～3年生的植株所产种子质量为好。种子一般于8月开始成熟，但成熟期不一致，应分期分批采收，保证种子质量。

（2）改春播为7～8月份播种、改撒播为条播。这样可以保证黄芩出苗率高，苗子长势整齐一致。

（3）不留种的田块采用摘蕾打顶，促进根生长，提高产量。

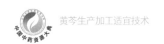

（4）研究黄芩在当地的生长发育和水肥需求规律，适时间苗定苗、中耕除草、追肥、排灌等。

4. 合理施肥

根据黄芩的生物学特性，合理施用肥料是保证黄芩产量和质量的重要措施。根据黄芩需求养分的特点及土壤的供肥能力，决定施肥的种类、时间、数量。施肥应以腐熟的有机肥为主、化肥为辅。根据黄芩的生长特点和药用部位，应氮、磷、钾配合施用，增施磷、钾肥。开展微肥和配方施肥试验，尽快研制出本地黄芩专用肥。

5. 综合防治病虫害

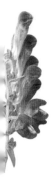

以农业防治、物理防治为基础，结合生物防治、化学防治，综合防治病虫害，以提高黄芩的产量与质量。选择地势高、比较干燥、排水良好的壤土、砂壤土育苗或种植；选用抗病虫品种；施用充分腐熟的有机肥，增施磷、钾肥；与禾本科作物轮作3年以上。清除带病的枯枝落叶以及病株，并集中烧毁，以消灭越冬菌源，减少初侵染源。

目前，采用植物源农药防治黄芩病虫害的报道尚少，应加强这方面的研究。根据病虫害发生规律，种植前用农药进行土壤消毒，在生长期使用化学药剂防治黄芩病虫害。

6. 做好采收加工

栽培1年的黄芩虽可收获，但产品质量差，不符合用药要求。在栽植2年后收获，产品品质最佳，于10～11月黄芩地上茎叶枯萎后开始采挖。选择晴朗天气将根挖出，去掉茎叶及泥土，切忌把根挖断。收获的根部去掉茎叶，抖掉泥土，晒至半干，搓去外皮，然后再晒至全干。为保证黄芩的品质，晾晒过程中应避免阳光太强、日晒过度而造成根部发红。同时还要防止被雨水淋湿，因受雨淋后黄芩的根先变绿后变黑。黄芩成品以坚实无孔洞、内部呈鲜黄色为佳品。一般新刨收的鲜根3～4kg可加工成1kg干货。

（四）山西黄芩的发展方向

近年来，中医药受到全世界的重视和认同，中药材在世界上需求量增大。黄芩是山西道地药材，品质优良，畅销国内外，其在山西许多乡镇成为首选品牌，这无疑给山西黄芩生产提供了发展机遇和广阔的发展空间。山西黄芩生产应以此为契机，按照中药材生产质量管理规范的要求，制定山西黄芩生产标准操作规程，使山西黄芩生产科学化、规范化、规模化。在黄芩的道地产区建立黄芩的人工种植基地，规模化发展，提高黄芩药材的产量与质量。

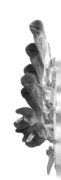

四、黄芩大田生产实用技术

（一）适用范围

本技术适用于山西省及北方黄芩产区黄芩大田栽培生产过程，包括选地整地、选种、播种、田间管理、病虫害防治、采收加工等技术方法。

（二）选种

以《中华人民共和国药典》（一部）收载的唇形科黄芩属植物黄芩（*Scutellaria baicalensis* Georgi）为种源。种子应选1年的新种，要求成熟，饱满，干燥、无杂质。陈旧种子不宜作种。黄芩种子存储18个月的种子发芽率仅2.3%（图4-4）。

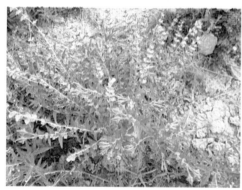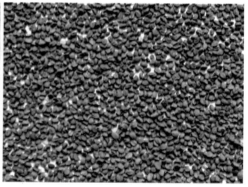

图4-4 黄芩原植物及种子

（三）选地整地

在山地、丘陵和平川均可种植。土质宜选壤土和砂质壤土，酸碱度以中性和微碱性为好，排水不良的土地不宜种植。每亩施入农家肥不少于2000kg和20kg的复合肥或磷肥。深翻30cm以上。于播前，细整耙平作宽1.3m的平畦。

（四）耕作模式

单作，林下间作，黄芩–小麦、玉米等农作物轮作，忌连作（图4-5至图4-9）。

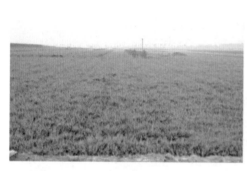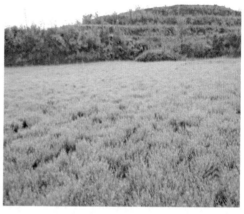

图4-5 黄芩平川单作栽培模式　　　　　图4-6 黄芩丘陵单作栽培模式

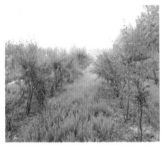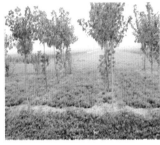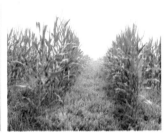

图4-7 黄芩丘陵连翘-黄芩间 图4-8 毛白杨-黄芩林下栽培 图4-9 黄芩玉米-黄芩间作栽
作栽培模式 　　　　　　　模式 　　　　　　　　　培模式

（五）播种

1. 春播地膜覆盖法

一般春季播种在3月底至4月中旬。有灌溉条件的地块，先灌溉后播种；无灌溉条件的地块要雨后抢墒播种。按行距25～30cm开浅沟，深3～5cm。将种子均匀撒入沟内，覆土0.5cm，镇压，地膜覆盖。播种量每亩1～1.5kg（图4-10和图4-11）。

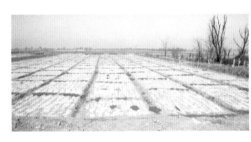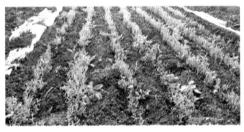

图4-10 黄芩春播地膜覆盖 　　　　　图4-11 黄芩春播地膜覆盖效果图

2. 麦茬复播法

在5月下旬至6月中旬小麦收获后进行，有灌溉条件的地块，应先浇后播；无灌溉条件的地块，应在雨后抢墒播种。

小麦收获后，将麦秸留于田中备用。采用隔行条播，行距约25cm，开浅沟，深1～1.5cm。将种子用播种滚筒均匀撒入沟内，然后用脚轻镇压。趁墒覆盖麦草。每亩用种量1～1.5kg（图4-12）。

黄芩出苗后，将麦秸扒于两边，在伏天用锄头将麦茬除掉，使其与土壤结合自然腐烂。

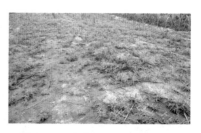

图4-12　黄芩麦茬复播效果图

3. 秋育春栽法

对于直播难以保苗的可以采用育苗移栽的方法。在秋季7～8月间进行。

选择温暖，阳光充足，土壤疏松肥沃的地块做苗床。浇水后整平，将种子均匀撒在床面上，覆土0.3cm，遮阳网覆盖。播种量每亩6～9kg。

播种后7～10天出苗，苗长到5cm左右去遮阳网。及时除草。遮阳网可重复使用。

第二年春按行距25～30cm、株距5cm移栽于大田。定植后及时浇水。无水浇条件的地块要结合降雨适时定植。育1亩可移栽5～8亩。

（六）田间管理

1. 间苗与定苗

及时定苗。过密处疏苗。保持株距在5cm。对缺苗断垄部位带土移栽补苗。

2. 中耕与除草

无论是直播或育苗移栽。黄芩幼苗生长较缓慢。出苗至田间封垄。要松土除草3～4次。第一次在直播齐苗后。第二次在定苗后。浅锄为宜。以后根据杂草生长情况进行。第2、3年。

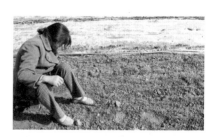

图4-13　黄芩除草作业图

每年春季要清洁田间。返青至封垄前仍要进行2～3次中耕除草（图4-13）。

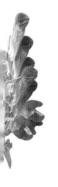

3. 追肥

在中等地力条件下，在定苗或返青前后追肥1次。每亩追施氮肥20kg、磷肥5kg、钾肥5kg（图4-14）。

4. 灌溉与排水

黄芩在播种出苗期间要保持土壤湿润。出苗后不是特别干旱一般不用浇水。黄芩怕涝。雨季要注意及时排除田间积水。

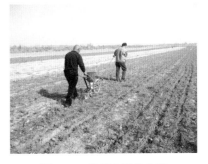

图4-14　黄芩追肥作业图

（七）病虫草害防治

1. 病虫害防治

黄芩病虫害较少，在晋南产区不使用农药。主要有根腐病、蚜虫等（图4-15和图4-16），采用农业防治措施就能有效控制病虫害发生。①消灭越冬病原，清除残枝，实施轮作。②少量发生时，挖除病株烧掉。③注意田间通风透光。④雨季注意排水。

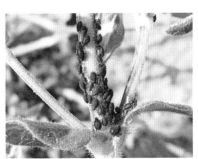

图4-15　蚜虫

2. 菟丝子防治

菟丝子，一年生寄生草本，6～9月缠绕黄芩地上部分，可造成黄芩地上部分枯萎，危害严重，影响产量（图4-17至图4-19）。

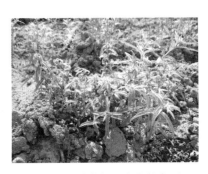

图4-16　黄芩蚜虫危害状态图

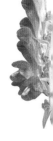

（1）农业防治措施　①种子净选。②人工铲除。春末夏初，一经发现立即铲除，或连同寄生受害部分一起剪除，由于其断茎有发育成新株的能力，故剪除必须彻底，剪下的茎段不可随意丢弃，应晒干并烧毁，以免再传播。在菟丝子发生普遍的地方，应在种子未成熟前彻底拔除，以免成熟种子落地，增加翌年侵染源。

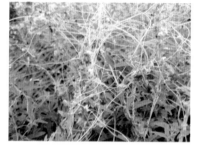

图4-17　菟丝子

（2）药剂防治　①在菟丝子生长的5～10月间，于树冠喷施6%的草甘膦水剂200～250倍液，（5～8月用200倍，9～10月气温较低时用250倍）施药宜掌握在菟丝子开花结籽前进行。②也可用敌草净0.25千克/亩，或鲁保1号1.5～2.5千克/亩，或3%的五氯酚钠，或3%二硝基酚防治。最好喷2次，隔10天喷1次。

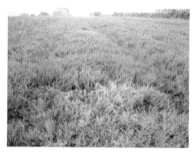

图4-18　黄芩菟丝子危害状态图

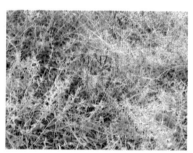

图4-19　黄芩大菟丝子危害状态图

（八）采收

黄芩生长2～3年便可采挖，但3年生的鲜根和干根产量均比2年生的增加1倍左右，商品根产量高出2～3倍，而且主要有效成分黄芩苷的含量也较高，故以生长3年为最佳收获期。秋季地上部分枯萎之后，选择晴朗天气，机械挖采，人工拾取（图4-20至图4-22）。

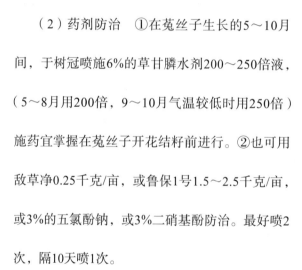

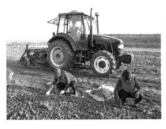

图4-20　黄芩机械收获　　　图4-21　黄芩收获理堆　　　图4-22　黄芩装车运输

（九）加工

除去病、烂根和残茎。在自然阳光下晾晒，晒至半干，撞去老皮，使根呈棕黄色，然后，晒至全干。在晾晒过程中，避免暴晒过度，使根条发红，又要防止被雨淋、露打或水泡，使根条变绿发黑。也可热风干燥，温度控制在60～65℃，至半干时撞去老皮后，再干燥（图4-23和图4-24）。

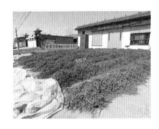

图4-23　黄芩晾晒

（十）产量

一般产量干货200～300千克/亩。

折干率：二年生收为35%；三年生收为40%左右。

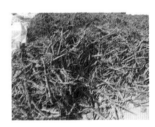

图4-24　黄芩翻堆

五、襄汾县黄芩高产栽培技术

黄芩是一种常用中药材，耐寒耐旱，适应性广。近年来，襄汾县充分发挥多山地多丘陵的生态地理环境优势，努力打造中药材基地，黄芩种植规模不断扩大，目前种植面积达到3.7万亩，总产值1.8亿元，成为当地农民增收的重要来源。

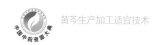

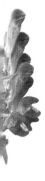

（一）选地整地施基肥

黄芩系深根作物，对土壤要求不严，平地或向阳的山坡均可种植，但适宜土层深厚，土质疏松、肥沃，排水良好，向阳干燥的中性或微酸性砂质壤土。由于种子细小，出苗比较困难，播前应精细整地。每亩施农家肥2000～3000kg，配施过磷酸钙50kg作基肥，然后深耕细耙，做成宽1.3m的畦。

（二）繁殖方法

繁殖方法有种子繁殖、扦插繁殖和分根繁殖3种，生产中主要用种子繁殖。

1. 种子繁殖

黄芩种子有180天的休眠期，未经打破休眠期的种子播后不会发芽。播种前将种子用40～50℃的温水浸泡5～6小时后捞出放在温度为20～30℃的条件下保温保湿催芽，待大部分种子裂口时即可播种。

一般在3～4月进行条播，按行距25～30cm，开深2～3cm的浅沟，将种子均匀播入沟内，然后覆盖厚约1cm的细土，稍加镇压。播后及时浇水，经常保持表土湿润。为加快出苗，可覆盖地膜，播后10～15天即可出苗。

每亩用种1kg，可将种子与5～10倍的细砂拌匀后播种。

2. 扦插繁殖

最适宜的扦插期为5～6月，此时植株正处于旺盛的营养生长期，剪取茎枝上端半木质化的幼嫩部分（茎的中下部作插条成活率很低），然后将其剪成6～10cm长，再把下面2节的叶片去掉，保留上面的叶片。插床土最好用砂，也可用比较疏松的砂壤土。一般随剪随插，按株行距5cm×10cm插于床内。插后及时浇水，并搭棚遮阴，经常喷水保持土壤湿润，注意不能太湿，否则插条会变黑腐烂。管理得当，成活率可达90%以上，扦插40天后即可移栽。

3. 分根繁殖

选两年生根作种，栽前截成10cm长的小段，每段都带有几个芽眼头朝上，按株行距20cm×30cm定植，每穴1～2段，栽植后覆土压实，大约20～25天可发芽出苗。利用根茎繁殖的，当年即可开花结子，要剪去花枝，使养分集中于根部生长。

（三）田间管理

1. 定苗

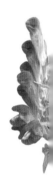

苗高5～6cm时进行间苗，每株留1苗，并按株距12～15cm进行定苗，亩保苗30 000株左右。缺株的应及时补苗。补苗时，应带土移栽，栽后浇水，以利于成活。

2. 中耕除草

黄芩幼苗生长缓慢，若不注意除草容易造成草荒。结合间苗及时进行中耕除草。第1年通常要松土除草3～4次；第2年后每年春季返青出苗前搂地松土，返青后视情况中耕除草1～2遍至封垄。

采用化学除草可大大方便管理。4月上旬黄芩尚未萌发，杂草正值2～3叶期，亩用74.7%草甘膦可溶粉剂100g兑水30～40L进行化除；5月中下旬，亩用10.8%高效盖草能乳油25～30ml兑水15～30L均匀喷雾，可杀除所有单子叶杂草。

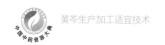

3. 追肥

在黄芩第1年定苗后以及第2、3年春季返青后封垄前，每亩每次追施尿素、磷酸二铵和硫酸钾各5～8kg，将肥料混匀后开沟条施，施后覆土盖肥。

4. 排灌

黄芩耐旱，且轻微干旱有利于根下伸。成株以后，如遇严重干旱或追肥时土壤水分不足，应适时适量灌水。黄芩怕涝，雨季要注意及时松土和排水防涝，防止烂根致植株死亡。

5. 打顶

为了控制植株过旺生长，减少养分的消耗，需在7月底前进行打顶，并喷施叶面肥，促使叶面光合作用产物（营养）向根系输送，使根茎快速膨大，增加有效物质含量。

6. 病虫害防治

（1）叶枯病　高温多雨时易发，危害叶片，从叶尖或叶缘向内延伸呈不规则黑褐色病斑，迅速由上而下蔓延，致使叶片枯死。

防治方法：冬季处理病残株，消灭越冬病菌；发病初期可用50%多菌灵可湿粉剂1000倍液喷施，每7～10天1次，连续2～3次。

（2）根腐病　2年生以上的成株易发，危害根部，往往根部呈现褐色病斑以至腐烂，造成全株枯死。

防治措施主要是：雨季注意排水防涝；实行轮作。

（3）虫害防治　黄芩的虫害主要是黄芩舞蛾，该虫一年发生四代以上，以幼虫为害叶片，在叶背面做薄丝巢，虫体在其内取食叶肉，仅残留叶表皮。10月份后以蛹在残叶上越冬。

防治方法：冬前处理枯枝落叶，发生期可用2.5%溴氰菊酯乳油3000～5000倍液或40%乐果乳油1000倍液喷施。

（四）采收与加工

栽后2～3年收获。一般在秋末茎叶枯萎后，或春解冻后至萌芽前进行采挖，因根长得深，要深挖，注意防止断根。根挖出来后，去掉附着的茎叶，抖落泥土，晒至半干后去掉外皮，然后迅速晒干或烘干。期间，如暴晒过度而发红或遭雨淋而变黑，均会严重影响产品质量。产品以坚实无孔洞、内部呈鲜黄色者为佳。

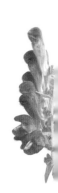

（五）留种技术

黄芩无论是用种子繁殖还是无性繁殖，当年均可开花结实，但以生长2～3年的植株所产种子质量为好。种子一般在8月开始成熟，因成熟期不一致，

所以要分期分批采收。采收时可用手捋，也可将整个花序剪下后晾干或晒干，然后脱粒、清选，装入布袋中放在阴凉干燥处贮藏。

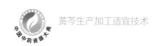
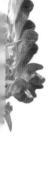

第二节　河北产区黄芩的种植与技术

一、承德市黄芩栽培技术

黄芩是河北省承德市道地大宗中药材，是承德市中药材主栽品种，目前人工栽培面积超过26万亩。针对承德市"八山一水一分田"的实际情况，为更好地利用荒地、山坡地、退耕还林地种植黄芩，规范黄芩生产发展，促进农民增收，作者通过到基层蹲点和实践操作，总结出黄芩栽培技术。应用该技术进行种植管理，一般亩产黄芩鲜品550～700kg（折晾晒后干品200～250kg），亩产值3600～4500元，经济效益较好。

（一）选地整地施基肥

1. 选地

人工种植黄芩，应选择土层深厚、排水良好、疏松肥沃、阳光充足的中性或近中性的壤土、砂质壤土或腐殖质壤土做床，土质疏松的山地、缓坡地、退耕还林地都能种植。可单作种植，也可利用幼龄林果行进行间作或谷子田与黄芩间作种植。

2. 整地

春季4月上中旬进行整地，深翻30cm以上，整平耙细，起垄做畦。采用大垄高床技术，畦宽130cm，畦高2025cm，畦间距30cm，畦间留沟40cm宽。

3. 施基肥

亩施生态有机肥（有机质含量达到450g/kg）或生物有机肥（有机质含量达到400g/kg）3000kg，配方肥40kg。

（二）选种

选择充分成熟、籽粒饱满、干燥，净度达98%以上，千粒重1.8g以上，发芽率80%以上的优良种子进行播种。

（三）播种

1. 直播

（1）播期　春、夏、秋三季均可播种，春季播种在4月中下旬，夏季播种在6月中旬至7月中旬，秋季播种应在8月底之前进行。

（2）播法　按行距30～40cm，开深2～3cm，宽5～8cm沟底平整的浅沟，将种子均匀地撒入沟内，然后覆土0.5～1.0cm，稍加镇压即可。每亩用种量1.0～1.5kg。播种后要保持土壤湿润，以利于出苗。

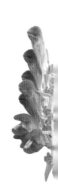

2. 育苗移栽

（1）整地　选择背风向阳、土质肥沃、土壤疏松的地块做苗床，床宽120～140cm，长度视需要而定。

（2）播期　播种应在早春进行。

（3）播法　整地后在育苗床上按行距15～20cm，开深2～3cm、宽5～8cm的浅沟，将种子均匀地撒入沟内，然后覆土0.5～1.0cm。亩播种量3～4kg。

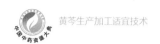

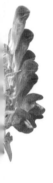

（4）管理　播种后适时覆盖地膜或草苫及遮阳网（双层）保温，温度保持在18～20℃，约10天左右出苗。出苗后及时去除地膜或草苫进行通风，适时间苗、拔除杂草、追肥浇水，促苗齐苗壮。

（四）移栽定植

采用育苗移栽方式进行播种的，当苗高5～7cm时，按行距30～40cm，株距5～7cm进行移栽定植，定植后覆土压实并适时浇水，以利缓苗。移栽应在雨季进行。移栽时，若土壤干燥（土壤相对含水量低于50%时），要进行坐水定植。

（五）田间管理

1. 间苗、定苗、补苗

直播的出苗后苗高3～5cm时，对过密的地块进行间苗；苗高5～7cm时，按株距6～8cm交错定苗；结合间、定苗，对缺苗部位进行移栽补苗。要带土移栽，栽后及时浇水，以利成活。

2. 中耕除草

黄芩幼苗生长缓慢，出苗后至封垄前，中耕除草3～4次。浇水和雨后及时中耕，保持田间土壤疏松无杂草。第2年返青前，及时清理田园；返青后至封垄前视情况中耕除草2～3次。

3. 水分管理

种子直播地块，播种后保持土壤湿润至出苗，出苗后当土壤相对含水量低于50%时应及时浇水，保持适宜的土壤墒情。育苗移栽定植的，生长中前期土壤相对含水量保持在50%～70%，生育后期土壤相对含水量保持在50%～60%。

4. 追肥

无论直播或育苗移栽定植的，在施足基肥后，一般均可满足黄芩当年生长需求。第2年视土壤肥力和生长状况，在春季或秋季亩追施腐熟有机肥1000～2000kg。施肥方法是沟施或穴施，即在黄芩根部20cm处，开深15～20cm的沟（穴），将肥料施入后覆土。

5. 剪花枝

非留种田，在现蕾后开花前，选晴天上午及时将所有花枝剪除，以减少黄芩地上部分的养分消耗，促进根系生长，提高黄芩产量。

6. 病虫害防治

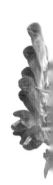

按照"预防为主，综合防治"的原则，综合应用农业防治、物理防治、生物防治和药剂防治。

（1）农业防治　主要是轮作倒茬、培育壮苗、深翻精耕、中耕除草、科学施肥等。

（2）物理防治　每亩用粘虫黄板40块，每3亩地安装频振式杀虫灯一台。

（3）生物防治　主要是保护和利用自然天敌白僵菌、草蛉、螳螂等。

（4）药剂防治　黄芩主要病害是根腐病、茎基腐病，发病初期可用3亿CFU/g哈茨木霉菌可湿性粉剂500～700倍液灌根防治，间隔7～10天灌1次；黄芩的主要虫害是菜叶蜂、首楷夜蛾、斑须蝽，可亩用1%苦皮藤素乳油50～70ml兑水60～70kg喷施防治。

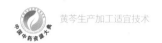
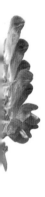

（六）采收与加工

黄芩播种后2～3年收获为宜，收获季节在晚秋或春季萌芽前。收获时，大面积的地块用机械挖药机进行采挖，面积较小的地块可人工采挖。采挖时尽量避免伤根、断根。采挖后，去除病烂、残根茎，除去须根及泥沙，然后进行晾晒。待晒至半干时，撞去粗皮，继续晾晒直至晒干（水分含量≤6%）为止。

二、承德旱地黄芩直播栽培技术

（一）黄芩生长习性

黄芩适应性强，喜温暖湿润气候，耐严寒，地下部可忍受-30℃的低温喜阳光耐旱怕涝在排水不良或多雨地区种植，生长不良容易引起烂根对土壤要求不严，凡土层深厚、排水渗水良好、疏松肥沃、阳光充足、中性或近中性的壤土、砂壤土为宜，平地、缓坡地、梯田均可种植，既可单作种植也可利用幼龄林果行间，以提高退耕还林地的经济效益和生态效益。

（二）承德地理环境条件

承德位于河北省东北部属大陆性季风型燕山山地气候降雨量450～850mm春季干旱严重夏季雨热同季冬季寒冷，每年六、七、八月份降雨最多，占全年的70%以上承德属山区，山坡旱地较多川平地多为粮食、蔬菜等作物，承德黄芩大部分种在山坡旱地因此旱直播如何保苗、如何克服草荒及提高产量、提高品质成为栽培关键。

（三）黄芩产量

承德旱地种植黄芩一般2~3年为一个采收周期，亩产（干品）200~300kg，现今市场价格在15~18元/千克，加上第二年开始采收种子收入，一般亩收入4500~5500元，平均年亩收入1500~1800元。

（四）黄芩栽培技术

1. 选地

选择土层深厚、排水渗水良好、疏松肥沃、阳光充足、中性或近中性的壤土、砂壤土为宜，平地、缓坡地、梯田均宜单作种植也可利用幼龄林果行间。

2. 整地施肥

播种前深翻土地砸碎坷垃，搂净石块、根茬，搂平耙细亩施入充分腐熟的优质农家肥2000~3000kg，磷酸二铵15~20kg或氮、磷、钾三元复合肥20~30kg施后与耕层10~15cm深的土壤充分混合拌匀随后搂平待播。

3. 适时播种

黄芩在承德播种时间范围比较广，在土壤水分有保障的情况下5月中旬前后地下5cm地温稳定在15℃左右即可播种，最迟可于上冻前播种。但适宜时间旱地直播以5~7月为佳，因为5~7月承德气温较高正好赶上雨季适宜黄芩播种出苗。

4. 播种方式

播种方式分为两种：①旱地平播，包括新栽果树行间，整好地施足底肥后不再种植其他作物，等到5月下旬至7月上旬雨季播种；②玉米黄芩套种，正常时期春播

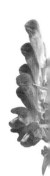

玉米，正常化控除草，玉米除草剂采用50%乙草胺，一般亩用药量为150~200g，兑水50~60kg充分搅拌后在玉米播种后3天内杂草出土前立即进行表土喷雾封闭除草要求均匀地喷洒在土壤表面玉米播种行距扩大到60~80cm，株距确定在50cm以上，亩留苗不超过2000株，等到5月下旬至7月上旬在玉米行间播种黄芩，每个行间种植2行，行距20~25cm，此种植方式玉米以8月中下旬收获鲜食玉米为主，第二年不可再套种玉米。

5. 播种技术

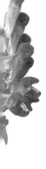

播种时按行距20~25cm开浅沟，沟深2~3cm，沟底平宽5~10cm，将种子均匀撒入沟内，覆土1~1.5cm厚，适当镇压，一般亩用种1~1.5kg。播后12~15天出苗。因种子小为避免播种不均匀，播种时可掺入同等数量炒熟的谷子，混拌均匀后撒播这样就可以保证出苗整齐一致、均匀。

黄芩种子小，播种时覆土又浅，常因土壤干旱或表土不平土粒较大出苗困难，而导致大量缺苗。

解决的办法是：首先整地一定要整细整平；其次旱地种植应选雨季播种，最好播种前看好天气预报预测，选择在阴雨天气前播种；再次可用塑料薄膜或干草覆盖保墒，经常保持土壤湿润直到出苗，出苗后立即早晚分次揭去覆盖物。

6. 除草间苗

播种出苗后及时用大韩药草除四号化控除草，直播田在苗后3叶期以上，亩用药50ml兑水40kg均匀喷洒行间杂草，注意套种田不可使用此除草剂。以后也要注意草荒，及时间苗除草。当苗高5～6cm时，按株距12～15cm定苗或按每平方米留苗60株左右适时进行间苗与定苗。要间去过密的弱苗，并对缺苗的地方进行补苗，补苗时一定要在阴雨天带土移栽，可把过密的苗移来补栽后浇水，以利成活。第一年适时中耕锄草2～3遍，第二年以后中耕锄草1～2遍。

7. 追肥管理

第一年于定苗之后，于8月份雨前地表撒施尿素20kg追肥，以后各年于春季返青后封垄前每亩每次追施尿素、磷酸二铵和硫酸钾各5～8kg，三肥混合后，开沟条施，施后覆土盖肥。

8. 剪花枝

对不采收种子的田块，于现蕾后开花前，选晴天上午，分批将花枝剪除，有利于地下根营养的积累提高产量。

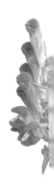

9. 采种

第二年即可采种，注意开花前、开花中后期喷施两次敌百虫、乐果或菊酯类农药防虫，种子产量高、质量好。可在7～9月份大部分果穗由绿变黄时，连果穗剪下装入袋内，然后集中在一起晒干，用木棒拍打出种子。经过筛簸去除花萼等，把纯净的种子放入布袋内置阴凉干燥处保存。每亩可收获种子5～10kg

（五）病虫害防治

1. 根腐病

该病危害根部，发病初期个别支根和须根变褐腐烂，以后逐渐蔓延至整个根部

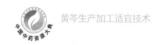

腐烂，致全株死亡。

防治方法：①选择疏松肥沃、排水渗透水良好的地块，雨季及时排水防涝；②及时拔除病株病穴用5%石灰水消毒。

2. 菟丝子寄生病

发生初期人工彻底摘除菟丝子，也可喷洒生物农药"鲁保1号"杀灭。

3. 黄芩舞蛾

发生期用90%敌百虫晶体或40%的乐果乳油800～1000倍液喷雾防治。

（六）收获加工

1. 收获

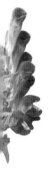

北方黄芩一般第2～3年收获，早的可在第2年秋冬或第3年春收获，不影响第3年再种其他作物，实际生长期2年。收获时注意一般于秋末茎叶枯萎后或春解冻后、萌芽前采挖，因根长得深，要避免伤根和断根，收获时必须深挖并将全根挖起，才能获得较高的产量。

2. 加工

黄芩采挖后，要抖去泥土，剪去茎叶，去掉残茎。晒至半干时放入箩筐内撞掉老皮，使根呈棕黄色，然后再摊开晾晒至全干。但不能过度暴晒，否则，根条发红影响质量，同时注意不可水洗或被雨淋，以防根条变绿发黑质量和等级下降。药材以根条粗长、质地坚实、色泽黄者为佳。

三、黄芩山坡地仿野生栽培技术

河北省宽城满族自治县地处燕山山脉东部，境内所产野生黄芩以"热合黄芩"盛名享誉中药材市场几十年。针对近年来市场需求增加和野生资源减少，野生黄芩供不应求的形势，该县自2001年开始发展黄芩在山坡地的仿野生栽培，取到了较好的效果。据2006年的收获结果，每亩三年生的仿野生栽培黄芩可产干品150kg，产值超过1500元，比种植玉米增收50%以上，同时也有效减少了中耕松土等田间作业造成的山坡地的水土流失。到2006年本县的山坡地仿野生栽培黄芩种植面积已由2001年的不足1000亩发展到超过2.0万亩。

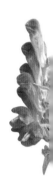

（一）地块选择

选择土层厚25cm以上、质地为砂壤土、坡度小于25°的向阳或半向阳坡耕地，夏季易积聚雨水的低洼处不宜种植。

（二）种植遮阴作物

1. 作用

为确保在山坡地栽培条件下一播全苗，黄芩山坡地仿野生栽培必须放弃黄芩裸地播种的传统做法，改为采取春播遮阴作物，夏季在遮阴作物行间套种黄芩的方式。采用这种方式虽然有黄芩受遮阴作物影响当年生长量小的缺点，但为黄芩播种创造了有利的土壤墒情和地上遮阴条件，有效解决了黄芩在山坡地栽培条件下出苗、保苗困难的问题。根据近几年的实践效果，采用这种播种方式在当地正常降水条件下

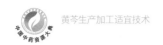

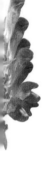

（年降水量600～700mm，较集中于7、8月）基本上可以实现一播全苗。

2. 种类

根据近几年的经验，遮阴作物以玉米为好，谷子次之；大豆因其生长后期容易造成地面郁闭，不利于黄芩幼苗生长，不能作为遮阴作物。

3. 播种时间

遮阴作物的播种时间应确保在6月下旬，黄芩播种后遮阴作物不再需要田间管理作业为准。玉米、谷子都要完成追肥、中耕培土等中期以前田间作业，黄芩播种后直到秋收一般不再进地。以目前常用的农108玉米品种、宁黄矮谷子品种为例，均应在5月10日前播种。遮阴作物的种植密度应比正常大田种植略稀，玉米留苗密度不超2500株/亩、谷子不超过2.0万株/亩。

（三）黄芩播种

黄芩山坡地仿野生栽培的播种时间，以6月下旬为好，不宜超过7月10日，否则黄芩幼苗在遮阴条件下生长量太小，不利于安全越冬。黄芩种子要选择发芽力强的新种子，发芽率要达到70%以上。播种量为0.5千克/亩。播种时将种子均匀播撒于遮阴作物行间后，用铁耙等工具轻搂一下，使种子与地表1～2cm土壤混合即可。

（四）田间管理

山坡地仿野生栽培黄芩播种后当年等雨出苗即可，基本上不进行田间管理活动；第二年在适时拔除蒿子等大株杂草的同时，对禾本科杂草较多的地块，可在杂草3～5叶期，亩用8.8%精喹禾灵乳油40ml，兑水40kg进行喷雾防除；第二、三年夏季可各在雨前撒施1次撒可富等含钾复合肥料，施用量控制在20千克/亩。

（五）采收加工

黄芩栽培的第3年秋或第4年春即可采收。一般于秋后茎叶枯黄时，选晴天将根挖出，去掉附着的茎叶，抖落泥土，晒至半干，撞去外皮，然后迅速晒干或烘干。因黄芩主根深长，收获时要深挖，挖取全根，避免伤根断根。黄芩晾晒中要防雨淋受潮，否则影响质量。

四、果树间作黄芩栽培技术

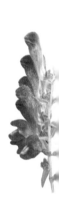

果药间作是利用了果树在幼龄期实现土地资源和空间上的有效和最大化利用，但由于果药间存在着对阳光、水分、养分等的激烈竞争，因此必须采用科学合理的栽培技术，使果树与黄芩共同良好生长。以实现一地多产多收，提高经济效益。

（一）间作的概念

间作指在同一田地上于同一生长期内，分行或分带相间种植两种或两种以上作物的种植方式。果树和中药材间作称为果药间作。

（二）果药间作的意义和作用

果药间作模式投资少，见效快。技术容易掌握，可以实施半野生管理。土地产出经济效益高。

（1）充分利用生长果树和黄芩生长的特性　本地品种国光苹果要2～3年形成树冠，才有一定的荫蔽度。在这期间，合理间作本地道地药材黄芩，生长期为3年左右可采收。

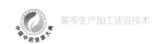

（2）充分利用土地　新种植的果树幼树较小。行距3m株距1.5m其中行距有约1m宽的间距。适合种植黄芩。可达到一地双收，增加收益的目的。

（三）果药间作的原则

（1）适用于新幼果树和黄芩种植　盛果期果树的树荫较大，立体空间变小，树干交接时不再适合间作，或改种其他的品种。

（2）配置比例要适当　坚持果树为主，以不影响果树生长为前提，一般与果树保持50cm以上。

（3）要加强田间管理，互促互利，控制矛盾，以确保双丰收。

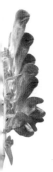

（4）注意不能互相影响和传播病虫害，中药材不会对果树产生影响和成为病虫害的中间寄主等。

（四）果药间作黄芩的栽培技术

1. 中药材种子和果树苗的选择

黄芩应选择籽粒充实、饱满、均匀，色泽光亮，千粒重1.49～2.25g，纯度95.0%以上；净度90.0%以上；发芽率80%以上，含水量不高于10.0%的热河黄芩种子。

果树一般选择要适应当地自然环境条件优良品种树苗。有较多的侧根和须根、无病害和虫害、定干部位以下的整形带内有6个以上饱满充实的叶芽且无损伤的优质苗木。本地可选品种为国光和红富士。

2. 选地整地

黄芩对土壤要求不严，土层深厚。排水良好，肥沃疏松的砂土壤为好。果树一般中性土壤或偏酸性土壤。整地比较严格。撒施充分腐熟的有机肥2000～3000千克/亩，深翻30～40cm，整细耙平后按株行距2m×3m挖定值坑，定植坑规格为0.6m×0.6m深为0.6m，底土与表土分开。

3. 黄芩种子和苹果树苗准备

苹果树苗在配有700倍甲基托布津或500倍多菌灵的溶液中浸泡一昼夜，使之充分吸收水分和对苗木消毒。黄芩播前种子可不做处理，也可用40～45℃的温水浸泡5～6小时，使种皮吸足水分，捞出晾干后播种。

4. 栽植果树和播种黄芩

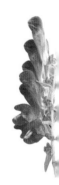

苹果树苗浸泡后，放到配有生根粉的泥浆中浸蘸一下栽植，栽植时要求根系舒展、定植深度与原苗木生长土痕相平，不可过深或过浅，栽植后及时浇水，覆土盖地膜保湿。

黄芩种子直播分春播和夏播。春播4月下旬至5月中旬，夏播7月中旬至8月中下旬。以条播为宜，按行距30～40cm，距离果树40cm以上，开0.5～1.0cm浅沟，均匀地将种子散入沟中，覆土0.5cm，搂平，稍加镇压，使种子与土壤紧密结合，保持畦面湿润，播种后约10小时左右出苗。播种量1.5～2.0千克/亩。

5. 田间管理

（1）果树定干和黄芩定苗　果树栽后要求一次定干，定植高度为60～70cm。留5～8个饱满芽以便发枝使用，其他及时抹除。直播黄芩苗高5cm时定苗，定苗株距10～12cm。如有缺苗，带土补植；如缺苗过多时，以补播种子为宜。

（2）中耕除草　黄芩出苗后至封垄前，中耕3～4次，保持田间土壤疏松。在雨后或浇水后，要及时进行中耕。中耕宜浅，不能损伤根部，并做到严密细致。同时要注意果树间的杂草清除，做到随长随除。

（3）追肥　黄芩一年生苗生长需肥量较小，可不施或少量施。在第二年或第三年返青后施一次有机肥，施500～1000千克/亩。施肥方式是沟施或穴施，在黄芩根部15cm处，开沟（穴）深5～8cm，施肥后覆土。

果树一般冬季施用农家肥为基肥。

（4）浇水　黄芩耐旱，且轻微干旱有利于根下伸，但干旱严重时，需浇水或喷水，忌高温期灌水。雨后或遇涝应及时排除积水。以防烂根。

果树一般栽后要保证3次灌水。注意不可灌水过频而影响土壤的温度提升，妨碍果树成活。

（5）黄芩的打顶和幼树的修剪　非留种黄芩在花前应尽早剪去花穗，以提高产量。

果树苗发芽后整形带以下要及时抹芽；除主干延长枝外，下层选留3～4个主枝作为果树骨架大枝，当主枝生长到50～60cm时摘心促发侧枝.

6. 病虫害农业综合防治

（1）农业防治　采用中耕除草、清理田园、清除病株、科学施肥等农艺措施防治。

（2）物理防治　利用灯光、颜色诱杀、人工捕捉害虫等物理措施防治害虫。应用粘虫黄板40块/亩，每2000m^{2}安装振频式杀虫灯1台。

（3）生物防治　保护和利用自然天敌七星瓢虫、白僵菌、草蛉、螳螂等，或使用植物源农药。如用1%苦皮藤素乳油50～70毫升/亩，兑水60～70kg均匀喷雾，防治黄芩舞蛾、蚜虫、红蜘蛛等主要害虫。

第三节　甘肃产区黄芩的种植与加工技术

黄芩为十大陇药之一，栽培品以甘肃黄芩*Scutellaria rehderiatza* Diels为主，占全国总产量的30%以上。甘肃境内陇西、渭源、漳县、宕昌等地为黄芩的主要种植地。

一、陇西县地膜黄芩育苗技术

（一）选地整地施基肥

育苗地应选择地势平坦、排水良好、土层深厚、无地下害虫为害的砂质壤土，忌重茬。亩施腐熟农家肥2500～3000kg，过磷酸钙25～30kg作基肥，耕翻深度15～20cm。整地要做到土壤细碎、疏松、平整，以便于覆膜。

（二）覆膜

黄芩地膜育苗多选用厚度0.008mm、宽1.2m的黑色农用薄膜。整地后要及时覆膜，以减少土壤中水分的蒸发。铺平膜，畦面宽1m，两边各留10cm，覆膜后盖土压实，膜间距15～20cm。实践证明，膜间距过大会降低对土壤的利用率，而过小则不利于田间管理。

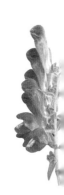

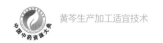

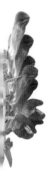

（三）打孔

用直径4～5cm的圆筒形薄壁器械，按孔距6～7cm，每行打孔9～10个，每平方米90～100个。育苗时边打孔边播种为佳。

（四）播种

1. 晒种

晒种可有效改善种皮透性、增强酶的活性、降低种子含水量、提高发芽率，同时还能杀死寄附在种子表面的病菌和害虫。一般播前晒种1～2天。

2. 播种时间与方法

当地4～5月播种育苗。由于黄芩种子成熟度不一致，并且是旱地育苗，所以播种时应加大播量，一般亩用种量5～6kg。每穴均匀撒入种子20～30粒（深度不宜超过1cm），并随手搅拌使土壤与种子充分接触，然后覆盖厚1.0cm的细砂，将穴口封严。注意砂粒过大或覆砂量过厚，不利于出苗，易造成土壤砂化，增加育苗成本和劳动强度。

（五）田间管理

1. 定苗与补种

当幼苗长至10～15cm时进行查苗定苗，除去病残株和过密株。定苗时每穴保留10～15株，亩保苗8.2万株左右。对查苗时发现的缺苗穴应及时补种。

2. 除草与追肥

勤查育苗，发现杂草要及时清除。为增强植株抗性，加快根茎叶的生长，可根据黄芩生长情况和降雨量，在7～8月每亩追施尿素6～8kg。

3. 越冬管理

秋末冬初，地温逐渐卜降，植株生长速度随之减缓，此时管埋以防止人为和畜禽等的破坏为主。在土壤封冻前保持植株完整，以防死苗。

（六）病虫害防治

1. 白粉病

白粉病主要侵染叶片，7～8月田间湿度较大时易发，在叶的两面生白色粉状病斑，后期病斑上散布黑色小粒点。

防治方法：加强田间通风透光；发病初期可用25%三唑酮可湿性粉剂2000倍液喷施防治，每隔7～10天1次，连续2～3次。

2. 根腐病

8～9月发病较重，主要为害根部，发病初期个别支根和须根呈现黑褐病斑，以后逐渐蔓延至主根腐烂，使全株枯死。

防治方法：雨季注意排水，降低田间湿度；发病初期可用70%甲基托布津可湿性粉剂1000倍液按穴浇灌病株进行防治。

3. 黄芩舞蛾

危害黄芩叶，以幼虫在叶背作薄丝巢，虫体在丝巢内取食叶肉，仅留叶表皮，立冬后蛹在残叶上越冬。

防治方法：处理枯枝落叶等病残株；发生期可用40%乐果乳油1000倍液喷施防治，喷药次数以控制住虫情为害为限。

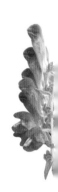

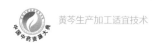

（七）种苗采挖

翌年春季土壤解冻后至萌芽前，根据移栽需求适时采挖。采挖时除去地上部分的干枯枝和地膜，依据根的长度适当深挖，防止断根。采挖后，如不及时栽植需短时间存放的，可将幼苗带适量湿土置于阴凉处，以防止霉变。

（八）黄芩种苗分级规格

孙志蓉等结合生产实际将黄芩播种苗按根系长度和粗度将苗子分为3级，见表4-1。

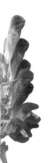

表4-1　黄芩播种苗分级规格

苗子级别	1级	2级	3级	等外
主根粗度（mm）	≥2	≥1，<2	<1	根系受损，不完整，分叉过多，不使用
主根长度（cm）	≥15	≥10，<15	<10	

二、华池县黄芩无害化生产栽培技术

（一）产地环境条件

1. 气候条件

黄芩一般生长于向阳草坡地、休荒地上，海拔600～1300m。在年平均气温4～10℃，10℃以上年积温在2500～4000℃，无霜期在120～180天的地区均可生长。黄芩喜温暖，耐旱耐寒，怕积水，地下部可忍受-30℃的低温。

2. 土壤条件

黄芩耐寒，较耐热；耐旱、怕涝，苗期喜水肥，早春怕干旱；以土层深厚、疏松肥沃、排水渗水良好，中性或近中性的壤土、砂壤土最为适宜移栽黄芩。低洼积水地不宜栽种。

（二）产量指标

一般3～4kg鲜根可加工成1kg干品，产干品3000～4500kg/hm^2，高者可达5700kg/hm^{2}以上。

（三）选地整地

1. 选地

择排水良好，土层深厚、肥沃的砂质壤土为宜。前茬选择玉米、小麦、油菜等作物茬口。

2. 整地

黄芩栽培以排水良好，阳光充足，土层浓厚、肥沃的砂质土壤为宜。耕深25～30cm，耙细整平，作宽1.2m的畦，开好排水沟。地干时，先向畦内灌水，待水渗下后，表土稍干松时再移栽。

（四）种苗质量与种苗处理

1. 品种选择

黄芩为唇形科多年生草本植物，以根入药，有抗菌消炎、降压利尿、解毒利胆等作用。选用甘肃黄芩。

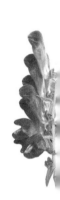

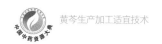

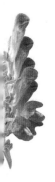

2. 种苗质量

苗质量符合DB62/T 2241—2012《定西市黄芩种苗培育技术规程标准》。

3. 种苗处理

苗在移栽前要进行筛选，对烂根、色泽异常及有虫咬或病苗、弱苗要除去。

（五）施肥

1. 施肥原则

按照NY/T 394的规定执行，合理配方施肥，重施基肥，适量追肥。6～8月植株进入旺盛生长期，应结合灌溉或中耕除草进行1～2次追肥，每次追尿素75kg/hm²、硫酸钾15kg/hm²；也可根据需要进行根外追肥，叶面喷施0.2%的磷酸二氢钾，或1.0%过磷酸钙，或0.04%尿素水。注意：收获前30天内不得追施无机肥。

2. 基肥

施尿素300～450kg/hm²，过磷酸钙600～750kg/hm²，硫酸钾75～150kg/hm²，或磷酸二铵225～300kg/hm²，或45%复合肥450～600kg/hm²。

3. 追肥

追46%尿素150～300kg/hm²，或复合肥150～225kg/hm²。

（六）播种

黄芩有2种生产栽培方式，一是直播，二是育苗移栽，前者是传统的生产方式，也是目前应用范围较广的生产方式，后者是目前示范推广的生产方式，二者在播种、苗期等环节操作规程和管理技术有所不同，在中后期田间管理上基本上是一致的。

1. 播期

春播在3、4月，夏播可于雨季播种，也可冬播，以春播的产量最高，无灌溉条件的地方，应于雨季播种。一般采用条播，按行距25～30cm，开2～3cm深的浅沟，将种子均匀播入沟内，覆土约1cm厚，播后轻轻镇压，播种量15～22.5kg/hm^2。因种子小，为避免播种不均匀，播种时可掺5～10倍细砂拌匀后播种。播后及时浇水，经常保持表土湿润，大约15天即可出苗，出苗后要间去过密的弱苗，当苗高6～7cm时，按株距12～15cm定苗，并对缺苗的地方进行补苗，补苗时一定要带土移栽，可把过密的苗移来补，栽后浇水，以利成活。

（1）育苗　黄芩育苗，应选择温暖、阳光充足的地方做苗床，阳畦或温床均可，宽130～135cm，按长势需要而定。床址选好后，施腐熟的厩肥或堆肥75 000kg/hm^2，深刨细搂，捡净根茬、石块等杂物，整平畦面，浇足底水，于4月上中旬，将已催芽的种子拌湿砂均匀撒畦面，上盖0.5～1cm的过筛粪土，并在苗床上盖塑料薄膜，以便增温保湿，促进及早出苗。齐苗后要适当通风，苗高3cm时，去掉薄膜，及时拔草和间苗。

（2）选苗　选用苗长20cm以上而粗壮、侧根少，头部无伤害，尾部未腐烂发霉的种苗进行栽植。

2. 起苗

一般春季育苗在当年秋季起苗，边起苗边定植，比翌年春季定植增产效果好；夏季育苗需在翌年春季定植，起苗时育苗地要潮湿松软，保持苗体完整，起出的种苗及时用麦草等物覆盖，防止种苗干枯。

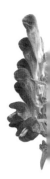

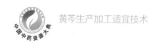
3. 定植

春季定植期为第2年3月下旬至4月上中旬；秋季定植宜在9月中下旬进行。苗高5～7cm时，按40～45cm的行距和每米长25～30株的密度，定植于大田。定植后及时浇水，无水浇条件的，要结合降雨适时定植。

4. 密度

（1）大田直播　根据土壤肥力、气候条件、品种特性等确定播种量，留苗27万～35万株/公顷，播种粒数为留苗数的1.5～2倍。

（2）移栽密度　移栽前对所选地块进行深翻30cm以上，用机械开沟深20cm，沟宽20cm，株距20cm，种苗平行摆放在沟内；人工摆种苗时将沟两侧土盖住种苗，移栽需种苗900～1200kg/hm^2；移栽3月中下旬至4月上中旬进行，切忌秋季封冻前和春季下雪或土壤未解冻时栽植，否则将造成黄芪生长过慢，产量低而药效降低等现象。

第四节　其他产区黄芩的种植与加工技术

一、陕西商洛黄芩规范化种植技术

（一）地理、气候条件

商洛位于秦岭东南麓，属长江流域汉江水系的丹江中游地区，地理坐标东经110°1′～110°24′，北纬33°06′～33°44′。平均海拔825m，属于亚热带向暖温带过渡性半湿润山地气候，受东南季风的影响，具有四季分明、气候温和、日照充足、降雨充沛的特点。年降水量733.9～889mm，年平均日照数1874～2185小时，年总辐射量为534.24kJ/cm²，年平均气温6～14℃，最热月（7月）平均气温23.8℃，无霜期198～218天，适宜黄芩的种植和生长。

（二）土壤、水质条件

全市总面积19 292km²，农耕地绝大部分系砂质土壤，基地土壤采用"梅花"取样，其0～20cm耕层中养分平均含量是：有机质2.22%，速效氮106.4mg/kg，速效$P_2O_5$7.64mg/kg，速效K_2O 26.25mg/kg，有效锌1.28mg/kg，有效锰15.58mg/kg，有效铜1.23mg/kg，pH值在6.5～8.0之间，多数属中性或微碱性土壤。重金属和其他有害物质检测不超过国际规定标准，水质和空气无污染，达到国家规定标准，满足GAP基地建设的要求。

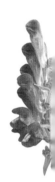

（三）选地与整地

作为中药无公害药材基地，应远离工矿企业的"三废"污染源，其灌溉用水、土壤、空气及农残和重金属含量不能超过GAP规定的标准，人工栽培黄芩宜选择土层深厚（大于60cm），排水良好，疏松肥沃，阳光充足的砂壤土为最佳，富含腐殖质的土壤也可种植。可利用闲散地、向阳荒坡地及高秆作物如玉米行间种。选好地后，要及时进行耕翻整地，翻地深度一般不低于20cm，结合耕地施入基肥，耙细、整平作畦，低畦宽1～1.2m，高畦宽1.2m，高畦之间留20cm宽、25cm深的排水沟。

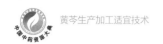
（四）繁殖方法

商洛地区黄芩繁殖方法多为种子繁殖，种子繁殖采用直播和育苗移栽的两种方式。以直播为好，节省劳力，根条长，支根少，产量高，但用种量大。育苗在幼苗期管理方便，节约种子，但移栽费工，成品支根多。直播对季节要求不严，春、夏、秋均可，可视具体情况灵活掌握。有灌溉条件的地块，在地温上升到14℃以上时播种，一般春季播种在4月底至5月中旬。无灌溉条件的地块，可以趁墒播种，一般在7～8月份雨水较多时播种为佳。黄芩直播多采用开沟条播，在整好的地内按行距30cm左右，开浅沟1～2cm的浅沟，将种子均匀撒入沟内，覆土搂平，每亩播种量1.5～2kg。播种后必须经常保持土壤湿润，以利出苗。除条播外，也可撒播，但应特别注意疏松均匀。

（五）田间管理

1. 中耕除草

播种后，黄芩幼苗生长较缓慢，出苗至田间封垄，要松土除草3～4次。第1次在齐苗后，宜浅，以免埋苗；第2次在定苗后，仍不宜深，以视杂草生长等情况再中耕除草1～2次。到第2、3年，每年春季返青前要清洁田间，搂地松土。返青后至封垄前，仍要中耕除草3～4次，以免影响黄芩生长。综合中耕除草，要对黄芩及时进行间苗、定苗和补苗，齐苗后对过密的部位及时进行间苗，保持株距在10～12cm，并对缺苗部位进行移栽补苗。要带土移栽，栽后及时浇水，以利成活。

2. 合理施肥

黄芩施肥分为施基肥和春季追肥2～3次。

（1）基肥的施用　将地深翻30cm以上，施足基肥，与土壤充分混合，除去地内杂草、石块、树根等，把细整平。

（2）追肥的施用　追肥一般在春季进行，科学追肥对于保证植株在整个生长过程中所需的养分是十分重要的。

（3）黄芩的优质高产施肥方法措施　①深追有机肥，诱导黄芩主根发达，并往土壤深处延伸。②适时追化肥：6月上中旬，是黄芩生长代谢的旺盛时期，此时需要养分最多，宜适当追肥。③巧施钾肥：叶面喷施钾肥有利黄芩茎徒长，促进根膨大，此法成本低、肥效快、效果好，能增产10%～15%。

但方法②和③只能用一种，不能同时施用。实验证明，钾肥、氮不能混合施用，否则会影响产量和质量。第3次于10月重施1次冬肥，追肥后要培土于根部，以利越冬。方案参考表4-2。

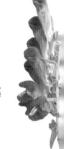

表4-2　黄芩施肥方案

项目	基肥	追肥		
		第1次	第2次	第3次
时间	7月中下旬	第二年3月下旬	第二年6月上中旬	第二年10月
生长时期	播种前	发芽前	营养生长期	越冬前
肥料种类	农家肥和复合肥	土杂肥	磷酸二铵或氮、磷复合肥	人畜粪水加火土灰、过磷酸钙
数量	农家肥2000千克/亩，复合肥20千克/亩	2000千克/亩	50千克/亩	1500千克/亩

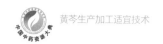

3. 摘花除蕾

6～7月正值黄芩抽蔓开花前期，除留种地外，晴天上午要及时将花蕾剪掉，控制养分消耗，从而保证根部生长。

4. 排灌

黄芩在播种出苗期间，务必保持土壤湿润，否则极易造成缺苗现象或枝叶枯黄，生长不良。出苗后，若土壤水分不足，在定苗前后浇一次水。以后不是特别干旱一般不用浇水，以促进扎根。如遇干旱或追肥时土壤水分不足，适当浇水。黄芩怕涝，雨季要注意及时排除田间积水，否则易发生根腐病，致使植株死亡。第2、3年，每年春天返青时需灌水1次，以后根据旱情适时给水。

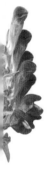

（六）病虫害防治

黄芩的主要病害有叶枯病和根腐病。主要虫害是黄芩舞蛾。

1. 叶枯病

高温多雨季节容易发病，病原为真菌中的半知菌。危害叶部，发病时，叶尖或叶缘出现不规则病斑，逐渐向内延伸，使叶干枯。严重时使整株枯死。

防治方法：①冬季收获后，消除病枝残叶，消灭越冬病原；②发病初期用50%多菌灵1000倍液，喷雾，每7～10天1次，连喷2～3次。

2. 根腐病

栽植2年以上者易发病，8～9月发生，初期只是个别枝根出现黑褐色病斑，后蔓延至主根腐烂，严重时全株枯死。

防治方法：①实行轮作，避免连作，降低发病率。②雨季注意排水，降低田间湿度。③中耕锄草，加强田间通风透光。④发病初期用50%甲基托布津1000倍液浇淋病株。

3. 黄芩舞蛾

幼虫在叶背上作薄丝巢，虫体在丝巢内取食叶肉，造成减产。

防治方法：①清园，处理枯枝落叶等残株，杀灭越冬虫蛹。②发生期用5%鱼藤酮乳油液稀释800倍喷施2次，施药间隔15天。或用30%敌百虫乳油稀释1200～1500倍液喷雾防治。

（七）采收和加工

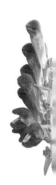

黄芩播后2～3年采收最佳，第二年或第三年秋后茎叶枯黄至次年未发芽期间均可采收。因黄芩主根深长，收获时要深挖，小心挖取全根，避免伤根和断根。根收获后除去残茎，晾晒至半干时轻轻搓掉老皮，捆成小把晾干。黄芩晾晒时，要注意防水防潮，否则根条内黄芩苷会发生酶解而变绿，影响质量。根据实验，北方地区，应以早春萌发以前采收为宜。北方早春少雨，气候干燥，晾晒的黄芩品质较好，而秋季多雨，气候潮湿，会影响黄芩晾晒的品质。

二、陕西宜君县黄芩仿野生栽培技术

宜君县地处渭北旱塬南缘，属暖温带季风气候，四季分明，年均气温8.9℃，年降雨量709mm。据《陕西中药志》记载，宜君县是陕西省野生黄芩蕴藏量最大的县

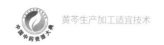

之一，适宜黄芩生长。

（一）黄芩形态特征

黄芩株高30~50cm，主根粗壮，外皮呈褐色。花色蓝紫，花期7~10月，无限花序；籽粒近球形，小坚果，外皮有蜡质层保护，不易透水，果皮黑褐色。

（二）生长习性

黄芩喜温暖气候，光照充足，耐寒，植株地下部分可耐-30℃，耐旱性强，适宜在荒山、路旁生长。野生黄芩繁衍通过风吹，将种子飘移到周边，在光照、雨淋的作用下，种子表皮的蜡质层破坏，生根发芽，这种野生繁殖习性，提供了仿野生栽培技术依据，解决了黄芩栽培中难出苗的问题。

（三）主要栽培技术

黄芩药用根部，在栽培过程中，通过起垄可促进其根部生长发育，利于排水防涝，对提高品质和产量有着十分重要的作用。

1. 地块选择

选用土层深厚、排水良好的山坡地种植。

2. 起垄施肥

于10月下旬或翌年3月下旬深翻地块，深度约30cm，然后起垄，垄宽90cm，垄高35cm，结合起垄，每亩施入腐熟有机肥3500kg，施入复合肥（N_{10}-P_{12}-K_{15}）30kg。

3. 覆盖黑膜

选用厚度0.01mm，宽幅1.2m的黑色地膜覆盖垄面，既有利于增温保墒，又有利于防除杂草，解决黄芩生长发育过程中人工除草困难的问题。

4. 精量穴播

每垄种植4行，行距22.5cm，株距10cm，垄间距50cm。播种前将垄上地膜划成宽10cm的条带，边划边将两边用土压实，防止风吹揭膜，划1行播1行。播种时将种子放入饮料瓶，瓶盖钻2～3个小眼，边摇边播，每穴3个籽粒。播种后，不需覆土，种子在垄面裸露，在光照和雨淋的作用下，破坏种子表面的蜡质层，遇雨3天出苗。种子必须用当年种子，纯度95%，无杂质，切忌用陈种子。

（四）田间管理

1. 间苗

黄芩播种后，待苗齐后，进行间苗，每穴留1株，每垄4行，间苗时留生长一致，长势较强的黄芩，将弱苗拔除。

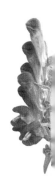

2. 镇压

当黄芩植株长到45cm时，采用机械镇压，其目的是抑制地上部分生长，有利于黄芩根系下扎，直根系伸长。如果不进行镇压，垄面土虚，黄芩侧根生长较快，主根较短，商品性差。镇压技术，解决了黄芩开花人工摘蕾的问题，及时控制养分消耗，有利于主根生长，提高产量。

3. 清除枯枝

于每年11月上旬，采用18马力拖拉机配代旋耕机，离地面4cm将黄芩枯枝落叶打碎，覆盖地面，有利于保墒，黄芩枯枝落叶打碎后通过发酵成为有机肥，达到循环

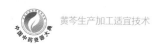

利用的目的。

4. 施肥

第2、3年，每年在垄面每亩追施商品有机肥35kg，采取条施。黄芩长到第3年，待地上部分枯萎后，采取深挖。

（五）收获

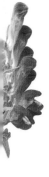

采用机械采收，避免伤根、断根，收获下来的根部，去掉茎叶，清除泥土，统一晾晒，待半干时去掉外皮，分级晒干，防止雨淋或者发霉，将分级的黄芩扎捆，放到通风阴凉地方，等待销售。

（六）套作

垄与垄间距50cm，每年可以套作甜瓜、油葵、菠菜等小作物，既防止了杂草生长，当年又有效益，合理利用土地空间，提高单位面积效益。

三、北京延庆区黄芩栽培技术

北京延庆区从2001年开始种植黄芩，当年种植面积近1000亩。随着品种的引进、栽培技术研究与应用以及中药材种植合作社的发展壮大，种植而积迅速增加，到2015年达到4万余亩，带动1.8万余户农民种植。一般条件下亩产鲜品700～1000kg，亩产值可达4900～7000元，效益非常可观。种植黄芩已成为当地农民增收致富的一条重要途径。

（一）播前准备

1. 精选种子

播前对种子进行精选，除去霉坏、破碎、混杂和遭受病虫危害的种子，发芽率应达到80%以上。

2. 选地整地

选择排水良好、光照充足、土层深厚、富含腐殖质的淡栗钙土或砂质壤土地块。施足基肥：亩施优质腐熟农家肥2000kg、过磷酸钙50kg、50%氯化钾15kg，深耕土地25～30cm，耙细耙平，做成平畦备播。

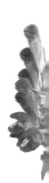

（二）播种

1. 播期

有水浇条件的，以春播产量最高，在4～5月。无水浇条件的，为保苗全可采用夏播，在7～8月；也可以冬播，在11月。

2. 播种方式及播量

采用条播，按行距25～30cm开2～3cm深的浅沟，将种子均匀撒入沟内，覆土1cm左右，播后轻轻镇压。每亩播种量0.5～1.0kg。

（三）田间管理

1. 间苗定苗

当苗高5～6cm时进行间苗，待苗高10cm以上时按株距10cm定苗。

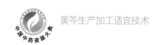
2. 中耕除草

幼苗出土后，及时松土除草，结合松土向幼苗四周适当培土，注意松土要浅，不要撞伤或压住幼苗，一年进行3～4次，保证田间没有杂草，有利于植株正常生长。

3. 追肥

定苗后，苗高10～15cm时每亩追施300kg鸡粪，助苗生长；6月底至7月初每亩追施尿素30kg，沟施覆土，以提高肥效。

4. 摘除花蕾

如不收种子则剪去花枝，减少养分消耗，促使根部生长，提高产量。

5. 排灌

黄芩怕涝，雨季要及时排除田间积水，以免烂根死苗，降低产量和品质。

（四）病虫害防治

1. 病害

（1）根腐病　危害根部，使受害根茎呈灰黑湿腐，甚至变黑导致全株死亡，多发生在7～8月。

防治方法：及时拔除病株，用石灰处理病穴；发病初期用50%多菌灵或50%托布津500倍液浇灌病穴。

（2）叶枯病　病原为真菌中一种半知菌，危害叶，从叶尖或叶缘向内延伸成不规则黑褐色病斑，迅速自下而上蔓延，最后致叶片枯死。高温多雨季节发病重，初为点片发生。

防治方法：冬季处理病残株，消灭越冬菌源；发病初期用50%多菌灵可湿性粉剂

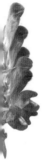

1000倍液或1∶120波尔多液喷雾，每7～10天喷1次，连喷2～3次。

（3）白粉病 主要是侵染叶片，叶的两面生白色状斑，像撒上一层白粉一样，病斑汇合后布满整个叶片，最后病斑上散生黑色小粒点，田间湿度大时易发病。

防治方法：加强田间管理，注意田间通风透光，防止脱肥早衰等；用50%代森铵1000倍液或0.1%～0.2%可湿性硫黄粉喷施。

2. 虫害

舞蛾 是黄芩的重要虫害，以幼虫在叶背做薄丝巢，虫体在丝巢内取食叶肉，仅留下表皮，以蛹在残叶上越冬。

防治方法：清园，处理枯枝落叶等残株；发生期用90%敌百虫800倍液或40%乐果乳油1000倍液喷雾，每7～10天喷1次，连喷2～3次，以控制住虫情危害为度。

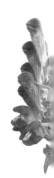

（五）采收加工

1. 采收

适时采收，经研究测定最佳采收期应是3年生、秋季地上部分枯萎之后，此时商品根产量及主要有效成分黄芩苷的含量均较高。黄芩根系深长、根条易断，采收时需要深挖，不能刨断根。去掉残茎，晒半干剥去外皮，捆成小把，晒干或烘干。在晾晒过程中，避免暴晒过度发红，同时防止雨淋及水洗，否则根条变绿发黑而影响质量。

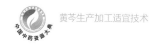

四、辽东山区黄芩栽培模式

（一）选地与整地

1. 选地

首先要选择阳光充足的地段和朝向。如果用坡地、山地，可首选阳坡，山顶，东西半阳坡次之，背坡不选。其次，要选择地下水位较低，排水良好的地段。不涝不旱的地块为佳，半干旱土地次之，涝洼不选。再次，要选择松软，土层深厚的地块。可首选砂壤土，腐殖质土，一般土地次之，黏土，坚实不透气的土质不选。

2. 整地

首先要翻地晒田，最好能秋翻地疏松熟化土壤，消灭害虫。多次耕耙土壤，捡出石块，树根，茬子等杂物，搂细打碎土块，使土壤细微松软。结合翻地，每亩施入猪粪3000kg，加施过磷酸钙或磷酸二铵20～40kg。有灌溉条件的地块为方便管理应做畦。畦宽120～150cm，长随地势而定。地下水位稍高的畦田应做高畦，畦高10～20cm。无灌溉条件的地段可不做畦，打小垄播种。

（二）繁殖方法

1. 播种方法

辽东山区采用种子直播方法。直播每亩用种子0.5～0.75kg。播种期有三种方式，春播在3～4月进行，夏播在雨季进行，秋播在10～11月上旬封冻前进行。其中以春播的产量较高。

2. 播种方式

一般多采用条播，幅宽4cm左右，行距20～10cm，沟深2～3cm，种子兑3～5倍细砂拌匀，整平沟底使播种深度基本一致，把种子均匀撒于沟内。覆土约0.5～1cm。轻轻镇压，使种子与土紧密结合。在土壤温湿度适宜情况下，约15天可出苗。

3. 种子处理

为促使早出苗可催芽播种，即温汤浸种法。把种子放入40～50℃温水浸泡5～6小时，捞出置于20～25℃条件下的容器中保温保湿，每天用同温清水淋洗2次，待大部分种子裂口即可播种。

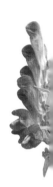

4. 作业要求

黄芩种子细小，播种时覆土又常因天气干旱或表土不平，土壤颗粒粗大导致出苗困难或缺苗断垄。因此保证全苗就成了获得高产的关键。在作业中应抓住以下环节：

（1）整地时要深耕细耙，反复整细整平，土壤颗粒越细越好，畦面越平越好。

（2）根据以往气象记录和当时天气预报，精心选择播种期，对于无灌溉条件地方选准播种期，在适宜的墒情下播种尤为重要。不能准确预测的，只能选在雨季播种。有灌溉条件的在播种后，以致整个苗期都要适时浇水。

（3）在墒情适宜情况下最好采用催芽处理以缩短出苗时间，充分利用墒情。

（4）在干旱或春旱地区，早春播种可用小塑料棚或地膜增温保湿，或用草帘、桔秆覆盖保温，待苗齐后分批揭去覆盖物，秋播的覆盖效果也很好。

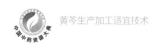

（三）田间管理

黄芩的生活能力较强，只要保全苗以后的田间管理则相对简单。主要是除草、浇水、排涝等田间作业。

播种后，保持地面湿润，天旱时浇水，待幼苗出齐后，分期分批撤掉覆盖物。每次揭去1/3的覆盖物，选在午后4点钟进行，中间间隔3～4天，逐步炼苗后再全部撤掉覆盖物。

在苗期应做到见草就除，苗齐后可结合除草轻轻松动表土，保持畦面疏松，下层土壤湿润，利于幼根向下伸展。幼苗长到4cm高时，浅锄一次，疏去过密的弱苗。当苗高6～7cm时定苗，株距12～15cm。有缺苗要结合定苗带土移栽补苗，栽后浇水。随即进行第一次追肥，每亩施入稀人粪尿500kg，到6～7月份进行第二次追肥，每亩施入磷酸二胺30kg。第2年和第3年返青后和6月下旬封垄前各追施一次人粪尿500～1000kg，并同时施用磷酸二胺20kg，如遇干旱要及时浇水。雨季要及时排除田间积水，以免烂根。此外，每年按农时铲趟除草松土。

（四）病虫害防治

1. 病害

黄芩病害主要是叶枯病。病菌危害叶片，从叶尖到叶缘向内延伸，呈不规则黑褐色病斑，迅速自上而下蔓延，致使叶片枯死，此病害在高温多雨季节发生严重。

防治措施：封冻前彻底清理田园卫生，搂净田间杂草，割净地上枯萎的秆秆枝叶集中到一处焚烧干净或深埋，消灭越冬病菌。发病初期用50%多菌灵或湿粉剂1000

倍或1：1：120波尔多液喷雾，每7～10天喷1次，连续喷施2～3次。

2. 虫害

黄芩的虫害主要是黄芩舞蛾，它的幼虫在叶背做薄丝茧巢，虫体在丝巢内取食叶肉，仅留上表皮，以蛹在残叶上越冬。

防治方法：秋季黄芩茎叶枯萎后彻底清园，集中焚烧或掩埋的黄芩茎叶和杂草；在虫害发生期用90%敌百虫或拟除虫菊醋类药剂1000倍液喷雾灭虫，重点喷施叶背，每隔7～10天1次，连续喷2～3次。

地下害虫，如蟠姑、螃蜡等害虫可用麦麸炒香拌敌百虫再兑水配制毒饵，于傍晚时分撒于田间诱杀。

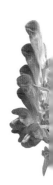

（五）收获与加工

黄芩直播后的第二年秋可以收获，或再培植第三年秋收获产量还可提高，药用成分将会增大。其收获季节一般是在秋季末茎叶枯萎后采挖，也可在早春采挖。

采挖前割去地上茎叶，挖出后去掉残茎。晒至半干，撞去外皮再晒干或烘干。在晾晒期间，防止水湿雨淋，以免见水变绿，最后变质发黑，也避免暴晒过度变红，影响质量，晒干后去净须根。黄芩的折干率为3～4：1，商品以条粗、质坚实、内色黄者为佳。

第5章

黄芩药材
质量评价

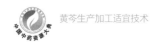
第一节　黄芩的本草考证及道地产区分布与变迁的研究

一、考证药用黄芩的品种

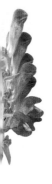

《本草经集注》云："圆者名子芩为胜，破者名宿芩，其腹中皆烂，故名腐肠，惟取深色坚实者为好。俗方多用，道家不须。"该书指出黄芩以根入药，药材有条芩与枯芩两种。一般认为生长年限较短者根圆锥形，饱满坚实，内外黄色，外表有丝瓜网纹，此即陶说的"子芩""黄文"之名亦由此而来。年限过长则药材体大而枯心甚或空心，内色棕褐，此即陶说"宿芩"，别名"腐肠""空肠""内虚"皆本于此。

《吴普本草》描述黄芩原植物："二月生赤黄叶，两两四四相值，茎中空或方圆，高三四尺，四月花紫红赤，五月实黑根黄。"其描述与今正品黄芩的形态相似。

《新修本草》云："叶细长，两叶相对，作丛生，亦有独茎者。今出宜州、郦州、径州者佳，兖州者大实亦好，名豚尾芩也。"因提到甘肃泾县（径州），也许与今甘肃黄芩 *S. riarehderiana* Diel有关。

《图经本草》云："苗长尺余，茎干粗如箸，叶从地四面作丛生，类紫草，高一尺许，亦有独茎者，叶细长青色，两两相对，六月开紫花，根（黄）如知母粗细，长四五寸，二月八月采根暴干。"由此证明从《本草经集注》到《图经本草》药用黄芩品种变化不大，基本都是唇形科Scutellaria。结合《证类本草》所绘"耀州黄芩""潞州黄芩"药图，大致可以认为今用正品黄芩 *S. baicalsis* 一直是药用主流品种。

但古用黄芩似非一种，《本草纲目》云："芩，说文作荃，谓其色黄也。或云芩者黔也，黔乃黄黑之色也。宿芩乃旧根，多中空，外黄内黑，即今所谓片芩，故又有腐肠，妒妇诸名。妒妇心黯，故以此之。子芩乃新根，多内实，即今所谓条芩。或云西芩多中空而色黔，北芩多内实而深黄。"所谓"西芩""北芩"应是根据产地划分者，其北芩当为今用正品，而西芩恐是甘肃黄芩*S. rehderiana* Dies或西南黄芩*S. amnoena* Wight一类。

至于《滇南本草》云："黄芩多年生草本，高20～35cm，茎直立，四棱形。叶交互对生，矩圆状椭圆形，几无叶柄，长9～22cm；夏季开蓝紫色花，生于茎梢叶腋间，集成总状花序。花偏向一方，唇形，花萼筒状成2唇形；雄蕊4两两成对；子房上位，花柱细丝状，柱头不显。坚果极小，黑色，有小凸点。"主产于滇中的黄芩，疑是西南黄芩或丽江黄芩*S. likiangensis* Diels。

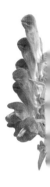

现在黄芩的地区习用品主要有甘肃黄芩、西南黄芩、丽江黄芩和粘毛黄芩。前三种在历代本草著作中均有记载，而后一种在历代本草著作中没有记载。由于粘毛黄芩*S. viscidula* Bunge植株被粘毛和花呈黄色以外，在形态上与黄芩极为相似，且产地亦在黄芩分布区以内。因此很难排除古人将其与黄芩兼采并用的可能性。一般说来，古今药用黄芩的来源大抵相似，上述黄芩属的几种原植物均可作黄芩入药，但习惯上认为黄芩*S. baicalensis*质量最佳。

由此可见，黄芩的原植物形态，诸本草记载大致相同。并与现代描述黄芩也大致相同。

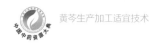

二、考证药用黄芩的道地产区

黄芩始载于《神农本草经》列为草部中品,记载:"生川谷"。只有黄芩的生长环境描述,即山区山峦叠嶂,川谷崎岖之处,而无植物产地的描述。

《名医别录》记载黄芩产地:"生秭归川谷及冤句"秭归即今湖北秭归县,冤句即今山东菏泽县。

《本草经集注》陶弘景云:"秭归属建平郡。今第一出彭城,郁州亦有之。"彭城即今江苏徐州铜山县,郁州即今江苏灌云县东北部。可知南北朝梁代以前黄芩的产地在长江上游以北,黄河以南,主要集中在我国东部沿海地区。该书指出产于彭城卿(今徐州)较好。徐州位于江苏省的西北部,南北相交之处多为丘陵,与生川谷的生长环境相符。

《新修本草》苏敬云:"今出宜州、鄜州、径州者佳,兖州者大实亦好,名豚尾芩也。"宜州即今湖北西南部宜昌,鄜州即今陕西北部富县,径州即今甘肃泾县,兖州即今山东西南及河南东部。可知黄芩的产地主要集中在我国中部,仍然在长江中游以北,黄河以南。此处地势西高东低,有山区、平原、丘陵,仍与生川谷相符。该书指出产于山东省与河南省的黄芩以根大饱满者为好,且山东省西南部与河南省东部相邻,仍在长江上游以北。

《千金翼方》云:"产于宁州、径州。"宁州即今甘肃东部宁县,径州即今甘肃泾川县北泾河北岸。该书指出黄芩的道地产区在甘肃,即黄河上游以南的西北部黄土高原地区。此处地形复杂，山、川、源交错，仍与生川谷相符。

《图经本草》云："生枺归山谷及兔句。今川蜀、河东、陕西近郡皆有之。"川蜀即今四川，河东即今山西。该书指出黄芩的产地广泛分布于我国中部，仍以长江中游以北为主要地区。

《证类本草》有两张附图是潞州黄芩和耀州黄芩。潞州即今山西长治，耀州即今陕西耀州区。可知黄芩的产地在华北西部的黄土高原东翼，与河北省相邻。

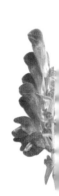

《植物名实图考》云："黄芩以稀归产著，后世多用条芩，滇南多有，土医不他取也。"滇南产的黄芩指今滇黄芩。该书指出黄芩以稀归即今湖北秭归县所产为好，其质量较优，但随时间流逝，黄芩的质量下降，多以根细不饱满的为药用，又指出与黄芩不同科植物滇黄芩也作为药用。

《药物出产辨》云："山西、直隶、热河一带均有出。"直隶即今河北省中南部，包括北京、天津等地。热河指河北省承德市燕山山地丘陵。该书明确指出黄芩产地主要在河北省。

从以上本草记载的产地来看，说明历代所用黄芩除今湖北秭归县及与四川邻近的巫山一带所产者外，山东菏泽及毗邻的江苏与山东地区亦产。汉魏迄明清，黄芩产地遍及除华南以外的全国多数省区。从药用沿革来看，黄芩 *S. baicalensis* 在北方各省皆有分布，因此从本草考证可得出陕西、山西、甘肃、山东、河北均可以作为黄芩药材的道地产区。

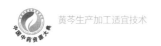

三、探讨药用黄芩历史分布区域

根据笔者对黄芩的本草考证，按照时间顺序得出主流本草记载黄芩的产地主要有：湖北、山东、江苏、陕西、甘肃、河南、山西、河北。而现在文献记载黄芩的产地除了上述省份以外，还包括内蒙古、辽宁、吉林、黑龙江。因此作者针对文献记载的所有产区，查阅了相关省份的地方志。按照时间顺序，主要有唐、宋、元、清及明朝时期。结果发现各个地方志记载黄芩主要集中在物产卷的植物药属。查阅地方志的结果如下：

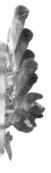

唐《元和郡县志》（四十卷）和宋元《宋元方志丛刊》（全8册）在各府县的贡赋和物产卷中都无黄芩的记载。在贡赋中无黄芩的记载，只能表明黄芩在当时不是当地贵重和少量的特产，是比较普遍和常见的药材。

以下查阅的各个省份地方志均为清朝和民国时期，有黄芩记载的资料比较多。

江苏省的《江南通志》和《徐州志》，均无黄芩的记载，但在古本草中提到江苏省徐州市有黄芩。

湖北省的《湖广通志》，无黄芩记载；但在《中国地方志集成：县志辑》中共发现6个地方产黄芩，分别是：《枣阳县志》《宜昌府志》《房县志》《陨阳志》《归州志》《利川县志》。表明从古至今湖北省一直产黄芩。

陕西省的《陕西通志》和《麟游县志》、山西省的《山西通志》以及一些府县的地方志如《阳曲县志》《石楼县志》《崞县志》《平定州志》在物产卷均提到黄芩。这与古本草的记载相符合，但产黄芩的府县并不是很多。

山东省的《山东通志》有黄芩的记载，在各府县的地方志也发现较多物产卷有黄芩，如《淄川县志》《临朐县志》《日照县志》《海阳县志》《即墨县志》《章丘县志》《文登县志》《济南府志》《菏泽县志》《增修登州府志》《长清县志》《续修博山县志》。很明显山东省很多地方都产黄芩，似乎是其道地产区。

河南省的《河南通志》《重修卢氏县志》《洛宁县志》《渑池县志》《林县志》在物产卷提到黄芩。河北省的《瓷辅通志》和各府县的地方志也发现很多物产卷有黄芩的记载，如在《钦定热河志》中提到大宁和众二县，利州、惠州、兴中州土产黄芩，在《察哈尔省通志》中提到多山野及草地中，张北、万全、赤城、龙关、怀安、怀来、阳原、沽源、康保、涿鹿、宣化均产。这与现代观点认为河北省燕山坝上和承德地区是黄芩的道地产区相符合。

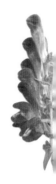

辽宁省的《辽东志》及在《中国地方志集成：辽宁府县志辑》中共有18个府县产黄芩，分别是《辽阳州志》《锦州府志》《宁县志》《岫严志略》《海城县志》《怀仁县志》《昌图府志》《抚顺县志略》《铁岭县志》《沈阳县志》《庄河县志》《开原县志》《绥中县志》《桓仁县志》《朝阳县志》《安东县志》《义县志》《北镇县志》。

吉林省的《吉林通志》及在《中国地方志集成：吉林府县志辑》中共有12个府县记载黄芩，分别是《开通县乡土志》《西安县乡土志》《海龙县志》《农安县志》《通化县志》《振东县志》《安图县志》《怀德县志》《东丰县志》《辑安县志》《双山县志》《奉化县志》。

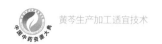

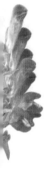

黑龙江省的地方志集成:《黑龙江志稿》具体记载黄芩每年约产几万余,及在《中国地方志集成:黑龙江府县志辑》中共有8个府县提到黄芩,分别是《黑龙江通北设治局通志》《林甸县志略》《望奎县志》《拜泉县志》《宁安县志》《桦川县志》《珠河县志》《宝清县志》。

内蒙古的《古丰识略》和《林西县志》在物产卷提到黄芩。

从以上各个地方志中,初步得出结论和问题如下。虽然古代本草记载江苏省产黄芩,但在地方志未发现有黄芩,那么江苏省现在是否存在黄芩及是否存在产地变迁需进一步探讨。从古至今湖北省一直有黄芩,但黄芩的质量和产量是否满足临床药用的需求;并且地方志记载产黄芩的六个地方并不是完全在长江以北,那么长江以南是否适合黄芩的生长,这些都需进一步探讨。虽然陕西省和山西省的地方志与古本草的记载相符合,但产黄芩的府县并不是很多,似乎不是其道地产区,需进一步商榷。山东省,河南省和河北省从古本草到地方志均有很多黄芩的记载,似乎是其道地产区,那么究竟是什么因素影响黄芩的质量和产量。辽宁、吉林、黑龙江和内蒙古在古代主流本草未提及存在黄芩,但在各个地方志存在很多记载,似乎也可成为黄芩的道地产区,需进一步探讨这些省份是否适合黄芩的生长。

四、探讨影响药用黄芩道地产区的因素

植被分布区域的变化主要表现在如下二方面:

(1)中国的气候呈周期性的波动,即是客观因素,是大自然的自然规律。从而

影响各植被的生长环境，进一步影响各植被的分布界限。如在距今3000～5000年时，我国南北地区尤其是黄河流域平均气温约比现在高2℃左右，一月温度大约比现在高3～5℃，大致相当于现在长江流域的气温。降水远比现在丰沛。大量考古发现和部分资料分析表明，在新石器时期至夏商王朝，黄河流域广泛存在着反映温暖气候的阔叶林和大片竹林，到处活动着现今只存在于热带和亚热带地区的动物獐、象、水牛、竹鼠等。这些物候特征反映了当时黄河流域温暖湿润的情况。

从资料综合来看，仅有江苏省历史上的气候波，及动气候加剧寒冷，产生较大的气温差异，导致太湖洞庭山的柑橘全部冻死，也影响到黄芩的分布区域。而河南省，山东省和湖北省虽然也经历了气候波动，产生气温差异不是很大，如河南和山东6世纪时年平均温度大约比现在低1～2℃。但寒性植物黄芩的生长气温波动也较大，即成年植株的地下根部在-35℃低温下仍能安全越冬，35℃高温不致枯死，因此以上三省份的气候波动未对黄芩的生长生产影响。由此可见，历史上的气候波动尤其是气温较小变化不能影响黄芩的分布区域，即不是影响其分布区域的主导因素，似可对其产量和质量产生一些影响。

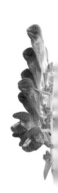

（2）因为人类长期活动，导致生态系统恶化，即是主观因素，是人类有意识的活动。从而影响大自然的生态环境，如森林大量减少，地面失去气温调节的功能；无霜期缩短，农作物的生长期随之减少；降雨量也日渐减，北方变成半干旱地区；地面上的天然植被遭到严重破坏后，水土流失日加严重。进一步影响天然植被的适宜生长分布区域缩小或变迁，使栽培品种增加或栽培面积扩大。由于人类活动导致

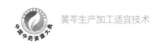

野生植物减少，栽培品种和栽培面积日益增加。现今野生黄芩分布范围也越来越少，大部分地区是栽培品种。这与历史发展的总趋势相一致。

五、探讨各省份气候条件对黄芩生长的影响

适宜野生黄芩生长的气候条件一般为：年太阳总辐射量在110~135 000cal/cm^2，以120 000kcal/cm^{2}为适宜；年平均气温4~8℃，最适均温为2~4℃，成年植株的地下部在−35℃低温下仍能安全越冬，35℃高温不致枯死，但不能经受40℃以上连续高温天气；年降水量要求比其他中旱生植物略高，需400~600mm。

江苏省地处中纬度的中国大陆东部，属暖温带和亚热带季风气候，光能资源比较丰富，这对自然植物的生长和农作物的产量的提高是有利的。太阳年辐射量是由高纬度向低纬度递减。徐州及其以北可达120 000cal/cm^{2}以上，太湖地区及其以南已在110 000cal/cm^2。全省各地年平均气温为13~16℃，各地年平均降水量为800~1200mm。为历史上，徐州曾是亚热带，洪泽湖附近有茂密的森林，并有森林古猿的活动，植被分布的过渡性是自然地理、历史、古气候、植被变迁综合作用的结果。由此初步判断，古代本草记载江苏省存在黄芩，而今从年平均气温和降水量来看，江苏省不适合黄芩的生长，即黄芩的分布有迁移。

湖北省地处亚热带北缘，植被类型具有明显的过渡性质，兼有暖温带和亚热带的特点。该省年总辐射量为83 000~114 000cal/cm^2。年平均气温，除高山以外，一般为15~17℃。湖北江水充沛，各地平均年降水量为800~1600mm。虽然古代本草

和地方志有黄芩的记载，但从年平均气温和降水量来看，湖北省不适合黄芩的生长。而如今湖北省确实有黄芩，可见，此处生长的黄芩似乎在产量和质量上未能满足临床药用的需求。

陕西省地处中国西北部，跨长江支流的汉江、嘉陵江上游和黄河中游两大河流域。南从大巴山，北到长城沿线，只跨8个纬度，就出现亚热带、暖温带、中温带气候带，其中各带又有湿润、半湿润、半干旱甚至干旱气候等多种类型。全省各地的年总辐射为93 000～133 000cal/cm²。年平均气温值为14℃左右。全省年降水量的分布从南向北减少。大巴山和米仓山是全省降水最多的地区，年降水量为1000～1310mm。陕北北部长城沿线以北是全省年降水量最少的地区，年降水量仅有328.6～430mm。山西省属温带大陆性季风气候。太阳总辐射量为116 000～143 000cal/cm²，呈北部多、南部少的分布特征。全省年平均气温为3.6～13.8℃，总的分布趋势是由北向南升高，由盆地向高山降低。平均年降水量为518mm。以上两省的年平均气温高于黄芩的生长条件，不太适合其生长，据此气候条件，初步推断陕西省和山西省不是黄芩的道地产区。

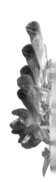

山东省属暖温带大陆性季风气候。各地年平均太阳辐射量为12 000cal/cm²（枣庄）～13 000（垦利）cal/cm²。年平均气温为11.0～14.2℃，自鲁西南向半岛递减，济南最高为14.2℃，文登最低位11.0℃。各地年平均降水量为543.1mm（武城）～915.7mm（日照），自鲁东南向鲁西北递减。

河南省地处亚热带北界，光、热、水等气候资源比较丰富，过渡带气候特征明显，兼有南、北两方的气候特色。各地年太阳辐射量105 000～124 000cal/cm²，全省年平均气温为14℃左右，各地年平均降水量在600~1200mm。以上两省的太阳辐射、年平均气温、年降水量都在适合黄芩的生长条件下波动，因此无论从古本草、地方志，还是从气候条件上看，可推断山东省和河南省是黄芩的道地产区。

河北省地处中纬欧亚大陆东岸，属温带大陆性季风气候。年降水量在340~800mm。年太阳辐射总量为118 000~142 000cal/cm²。年平均最高气温为6~20℃，年平均最低气温河北平原大部在6~9℃，燕山山地与太行山地平均为0~6℃，坝上在-2℃以下。

坝上气候区主要包括张家口坝上和承德坝上两个地区，气候特点是冬季严寒而漫长，夏季时间短。年平均气温为-0.5~4℃，最热月平均气温为17.4~20℃，极端最低气温可达-42.9~-30℃，是河北省气温最低、热量最少的地区。但是本区云量少，光照充足，年日照时数2800~3063小时，是河北省日照最多的地区，而且风能资源丰富。本区冬季积雪期很长。冬、春季盛行西北风，多沙暴和雪暴；夏季多低云、雷暴、冰雹和雷阵雨。

由此可见，河北省的气候几乎接近黄芩的适宜生长条件。无论从传统经验，还是文献记载，都得出一致的结论：河北省是黄芩的道地产区。初步推断，其产量和质量优越于其他省份。

辽宁省的植被生态环境，除了受自然气候因素影响外，更主要的是与人为的社会活动与经济开发等因素紧密相关。

辽宁省位于欧亚大陆东端，属大陆性季风气候，具有中纬度西风带天气特色。

年平均气温自南向北递减，南北温差达5.6℃，除半岛南端外，9℃等温线的走向大体同黄海和渤海海岸线一致。年降水量的分布是自东南向西北递减，最人中心在鸭绿江下游宽甸地区在海拔1100mm以上，建平最少为海拔451.8mm。

吉林省位于亚洲大陆的东部边缘。全省从东南向西北由湿润气候、半湿润气候到半干旱气候呈有规律地变化。亚洲大陆和太平洋的海陆差异，使吉林省的气压、温度、降水、风等气候要素均有明显的季节变化，为典型的温带大陆性季风气候。年总太阳辐射量变化为107 000～121 000cal/cm²，年平均气温为2～6℃，吉林省降水量的分布有自东南向西北递减的规律为400～900mm。

黑龙江省位于祖国东北部，地理纬度高，地形复杂，属温带、寒温带大陆性季风气候。全省太阳辐射年总量105 000～119 000cal/cm²，年平均气温多为-4～4℃，年降水量平均为400～650mm。

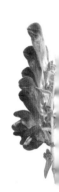

内蒙古自治区具有以中温带为主的寒暑剧变大陆性季风气候特征。大兴安岭北段属于寒温带大陆性季风气候，贺兰山以西具有暖温带大陆性气候特点，介于两者之间的广大地区属于温带半干旱大陆性季风气候。各地太阳总辐射量为113 000～149 000cal/cm²，自东北向西南逐渐增多。年平均气温为-6～9℃，降水量少各地平均年降水量为50～450mm。

由此可见，辽宁、吉林、黑龙江和内蒙古的气候环境也是在黄芩的适宜生长条件下波动。虽然古本草没有记载其存在有黄芩，但地方志有明确和大量的记载。因此，初步认为这四个省份也可作为黄芩的道地产区。关于其质量和产量问题，还需

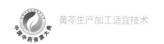

进一步研究。

通过以上详细考证、分析探索有关药用黄芩的品种和道地产区等方面，可以初步得出如下结论：

（1）在历代本草著作中，考证黄芩存在不同的原植物，有黄芩、甘肃黄芩、丽江黄芩、滇黄芩，其中主流黄芩与《中国药典》（2010年版）（一部）收载的正品相符合，即黄芩 *S. baicalensis* Georgi。但黄芩同源近属的药用植物很多，有必要研究哪种植物与正品黄芩有相似的功效，以解决药源不足的困难。

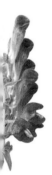

（2）在历代本草著作中，考证出黄芩的产地主要遍及除华南以外的全国多数省区，可得出陕西、山西、甘肃、山东、河北可以作为黄芩药材的道地产区。但黄芩的真正道地产区还不是很明确，有待进一步研究并指出道地产区质量有何差异。

（3）从中国历代气候变迁和各省份气候条件看，气候变迁尤其是小波动没有对黄芩的生长和分布起主导作用。而各省份的年平均气温、年降水量和年太阳辐射量对黄芩的生长和分布起主导作用。可认为江苏、湖北、陕西和山西不适合黄芩的生长；山东、河南、河北、内蒙古和东北三省适合黄芩的生长，可成为其道地产区。其中河北的气候最适合其生长，可认为是最优越的产区，与传统经验认为燕山坝上的黄芩质量最优的结论相一致。

（4）从古本草、地方志和气候条件看，黄芩的分布区域似乎存在变迁。古本草记载江苏省有黄芩，而地方志无黄芩的记载和气候条件也不适合其生长，可认为现江苏不是其产区。湖北、陕西、山西虽然从古本草、地方志有记载，气候条件也较适合其生长，但有记载的地方志并不是很多，因此可认为这三个省份历代存在黄芩，却不是其道地产区。山东、河南和河北从古到今都被认为是道地产区。而东北三省和内蒙古，也许是古人活动范围较小未观察到此处存在黄芩，也许清朝之前此处无黄芩生长，但地方志有很多记载，气候条件也很适合其生长。因此，黄芩主要分布在比较寒冷的地区，似乎存在江苏→湖北→陕西、山西→山东、河南→河北→东北三省、内蒙古的分布变迁，即从长江以北的省区由南向北迁移。需要进一步研究各个省份产黄芩之间质量、产量的差异。

第二节　黄芩商品的产区

按照黄芩的自然生长分布规律与资源消长趋势，黄芩生产要在燕北山地、坝上高原向东北至大兴安岭山脉中段一带发展，包括河北承德地区、内蒙古赤峰北部山地草原和东部呼伦贝尔、兴安盟境内。这些地区的气候、土壤等自然条件十分适宜野生黄芩的自然生长，同时也便于推广家种生产。但杨全等调查表明：野生黄芩大部分以散生为主，未见大面积的群落；河北承德是黄芩的道地产区，以前产量大、质量优良，最近几年由于过度采挖野生资源也正逐步减少、日益匮乏，采收已转向交通不便、人烟稀少的地区。并且近年来国内外市场对黄芩药材和黄芩苷的需求日益增加，因此对黄芩资源的保护迫在眉睫。目前我国许多地区都已进行了引种栽培，

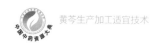

集中在长江以北大部分地区以及西南和西北地区，主产区为山东、陕西、山西、甘肃5省，其次是河北、内蒙古、宁夏、东北等省区，部分南方地区也有栽培。栽培黄芩已逐渐成为主要的商品来源，但其质量和药效成分含量参差不齐。

其中产于燕山北部承德地区的黄芩历来以条粗长、质坚实、加工后外皮金黄、杂质少而著称于世，被誉为"热河黄芩"。对根或根茎粗大，断面黄色的种类，尤应注意。陈士林等应用"生物适生地分析系统"，较好地对黄芩的适宜区进行区划，结果与上述文献基本一致，其中最适宜地区为北京、河北等。冯学锋认为黄芩这种连续分布虫媒植物的基因交流和基因变异与地理分布的关系。而所谓道地黄芩产区恰好是在中纬度、中海拔的承德地区，可以认为是黄芩自然分布的中心。刘菊福等通过不同产地黄芩提取物主要药效作用的比较，结果表明作为道地药材——围场黄芩则在抗炎、解热等方面显示了较好的效果，而且该道地黄芩对动物未显示任何毒副作用。由此可见，传统经验认为承德地区为道地产区，与现代理化、药理等实验结果基本一致。因此有必要进一步研究承德地区气候、地理环境等因素对黄芩有效成分的影响，从而为栽培黄芩提供适宜的产区，以解决目前药源不足的问题。

第三节　药材产销概况

野生黄芩分布面广，蕴藏量丰富，20世纪70年代前期黄芩生产以野生品为主，正常年产量为2000～4000t，年采集量最高可达6000t，市场运行基本稳定。20世纪70

年代中后期以黄芩为原料的中成药发展迅速，黄芩需求量逐年上升，年用量很快超过5000t，市场供求出现紧张状况。

20世纪80年代初黄芩提取技术开始成熟，生产渐成规模，1983年黄芩的收购量猛增到21 000t，销售量增加到8000t，野生黄芩资源受到严重破坏，据1983年资源普查，河北野生黄芩蕴藏量9490t，当年收购3200t，1984年以来，经滥采滥挖，河北太行山区的黄芩资源基本枯竭。

20世纪90年代黄芩主要靠锡林浩特以东产出，原本资源丰富，但到目前为止，赤峰、锡林浩特、通辽、乌兰浩特一带资源已经不多，只有交通不便、人烟稀少处才有黄芩可采。黄芩目前已被国家列为三级保护濒危植物。据2008年黑龙江省重点野生药材物种勘察数据显示，黑龙江省黄芩蕴藏量约为6890t，与1987年普查数据相比下降了72%。由于野生黄芩的超量采挖及国家禁挖、禁运的保护政策等原因，野生黄芩产量、上市量逐年减少，其价格亦稳步上升。自1990年到1996年野生黄芩价格由3.5元/千克上升到10元/千克，之后价位缓慢上升，据河北安国药市动态价格表明，2003年野生黄芩撞皮货涨至15元/千克，2005年4月价位突破20元/千克，2007年2月野生撞皮货达到23~30元/千克，2008年8月河北安国药市野生黄芩撞皮货价格22~26元/千克。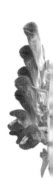

随着野生黄芩资源的减少，已满足不了市场的需求，20世纪90年代初黄芩便开始在山西、河北等地栽培引种，并逐渐形成了山东、山西、陕西，甘肃四大产区。黄芩家种试种成功后发展种植依然缓慢，随着市场需求量的逐年增加，栽培黄芩价格由1995年的4~4.5元/千克，到1996年猛升到9元/千克左右，1997—1998年黄芩价格进一步升至11元/千克上下。黄芩多年持续高价促使各产区自1999年开始大面积扩种，2006年全国的种植面积已达到6万亩左右。甘肃省自2003年开始连年扩种，2005年和2006年种植面积以30%左右的速度逐年递增；河北、北京市燕山山区各县，内蒙古东南以赤峰为中心的大片区域及辽西地区同河北、内蒙古毗邻的各县市形成了连片的大生产区；山东莒县种植基地黄芩种植面积约5万亩，并在当地建立了多处黄芩深加工企业，基本实现了黄芩产销一条龙。目前，栽培黄芩已经成为黄芩药材的主要来源。在此期间家种黄芩价格随之波动，2002年家种黄芩价格降至4～4.5元/千克，2003年"非典"时期黄芩价格瞬间涨至10～12元/千克。2004年黄芩价格回调至6～7元/千克，近年来，由于黄芩苷、黄芩素等黄芩提取物在双黄连片剂、针剂及口服液用量惊人，以及出口日本、韩国、欧美及我国港台地区的用量也在逐年增加，黄芩的年需求剧增为15 000～20 000t，价格随之稳步上涨，2007年家种黄芩价格为8～8.5元/千克，2008年价格在9.5元/千克左右。市场上黄芩需求量逐年增加。

目前，家种黄芩多以播种繁殖为主，亩产量一般在150～280kg，产量较低，有必要深入展开栽培研究工作。

第四节　黄芩药材商品规格标准

黄芩分级标准按《七十六种药材商品规格标准［国药联材字（84）第72号文附件］》执行。

一、条芩规格标准（图5-1）

一等：干货。呈圆锥形，上部皮较粗糙，有明显的网纹及扭曲的纵皱。下部皮细有顺纹或皱纹。表面黄色或黄棕色。质坚脆。断面深黄色，上端中央有黄绿色或棕褐色的枯心。气微、味苦。条长10cm以上，中部直径1cm以上。去净粗皮。无杂质、虫蛀、霉变。

二等：干货。呈圆锥形，上部皮较粗糙，有明显的网纹及扭曲的纵皱，下部皮细有顺纹。表面黄色或黄棕色。质坚脆。断面深黄色，上端中央有黄绿色或棕褐色的枯心。气微、味苦。条长4cm以上，中部直径1cm以下，但有小于0.4cm。去净粗皮。无杂质、虫蛀、霉变。

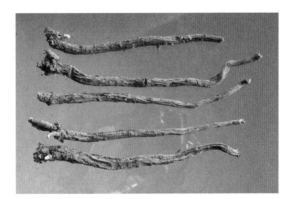
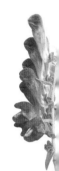

图5-1　黄芩药材

二、枯碎芩规格标准

统货。干货。即老根多中空的枯芩和块片碎芩，破断尾芩。表面黄或淡黄色。质坚脆。断面黄色。气微、味苦。无粗皮、茎芦、碎渣、杂质、虫蛀、霉变。

备注：条芩即枝芩、子芩，系内部充实的新根、幼根。枯芩系枯老腐朽的老根和破头块片根。

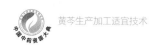

第五节　饮片炮制

一、炮制方法

1. 黄芩饮片制备

取原药材，除去杂质，洗净，大小分档。

（1）将净黄芩置蒸制容器内隔水加热，蒸至"圆汽"后0.5小时，候质地软化，取出，趁热切薄片，干燥（图5-2）。

（2）将净黄芩置沸水中煮10分钟，取出，闷8～12小时，至内外湿度一致时，切薄片，干燥。

2. 酒黄芩

取黄芩片，加黄酒拌匀，稍闷，待酒被吸尽后，用文火炒至药物表面微干，深黄色，嗅到药物与辅料的固有香气，取出，晾凉。每100kg黄芩，用黄酒10kg）。

3. 黄芩炭

取黄芩片，置热锅内，用武火加热，炒至药物外面黑褐色，里面深黄色，取出。

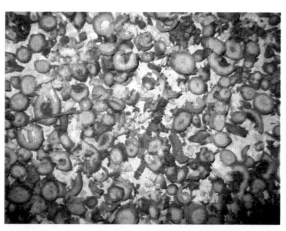

图5-2　黄芩蒸后切片

二、炮制研究

黄芩主要含有黄酮类成分如黄芩苷、黄芩苷元、汉黄芩苷、汉黄芩苷元、黄芩新素Ⅰ和Ⅱ、7-甲氧黄芩素及7-甲氧基黄酮等。还含氨基酸、挥发油及糖类。其中，黄芩苷和汉黄芩苷是其主要有效成分。实验表明，黄芩经蒸制或沸水煮后，既可杀酶保苷，又可使药物软化，便于切片。可保证饮片质量和原有的色泽。金万才等在中药黄芩生品与炮制后黄芩中的有效成分——黄芩苷含量进行比较的研究中得到结论：生黄芩中的黄芩苷粗品提取率和粗品中的黄芩苷量明显高于炮制后黄芩中的黄芩苷含量，可能由于黄芩炮制在高温湿热过程中加速黄芩苷的酶解和水解，使黄芩苷含量降低。由此可见，为了提高黄芩苷的提取率，黄芩炮制技术与方法有待提高。

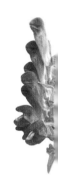

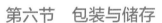

第六节　包装与储存

一、包装

按级称重扎成捆，每捆25～40kg，然后装箱封口打包。箱外应标注产地、等级、采收时间、生产日期、含水量、净重等。

二、储藏

贮于干燥、通风良好的专用贮藏库。室内相对湿度应控制在70%以内，温度不超

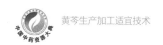

过25℃。在贮存期的1～2年内不使用任何保鲜剂和防腐剂。贮藏期间要勤检查、勤翻动、常通风，以防发霉和虫蛀。

三、运输

运输工具必须清洁、干燥、无异味、无污染。运输中应防雨、防潮、防污染。严禁与可能污染其品质的货物混装运输。

第七节 《中国药典》(2015年版) 黄芩质量标准

本品为唇形科植物黄芩*Scutellaria baicalensis* Georgi的干燥根。春、秋二季采挖，除去须根和泥沙，晒后撞去粗皮，晒干。

一、性状

本品呈圆锥形，扭曲，长8～25cm，直径1～3cm。表面棕黄色或深黄色，有稀疏的疣状细根痕，上部较粗糙，有扭曲的纵皱纹或不规则的网纹，下部有顺纹和细皱纹。质硬而脆，易折断，断面黄色，中心红棕色；老根中心呈枯朽状或中空，暗棕色或棕黑色。气微，味苦。

栽培品较细长，多有分枝。表面浅黄棕色，外皮紧贴，纵皱纹较细腻。断面黄色或浅黄色，略呈角质样。味微苦。

二、鉴别

（1）本品粉末黄色。韧皮纤维单个散在或数个成束，梭形，长60～250 μm，直径9～33μm，壁厚，孔沟细。石细胞类圆形、类方形或长方形，壁较厚或甚厚。木栓细胞棕黄色，多角形。网纹导管多见，直径24～72μm。木纤维多碎断，直径约12μm，有稀疏斜纹孔。淀粉粒甚多，单粒类球形，直径2～10μm，脐点明显，复粒由2～3分粒组成。

（2）取本品粉末1g，加乙酸乙酯-甲醇（3：1）的混合溶液30ml，加热回流30分钟，放冷，滤过，滤液蒸干，残渣加甲醇5ml使溶解，取上清液作为供试品溶液。另取黄芩对照药材1g，同法制成对照药材溶液。再取黄芩苷对照品、黄芩素对照品、汉黄芩素对照品，加甲醇分别制成每1ml含1mg、0.5mg、0.5mg的溶液，作为对照品溶液。照薄层色谱法（通则0502）试验，吸取上述供试品溶液、对照药材溶液各2μl及上述三种对照品溶液各1μl，分别点于同一聚酰胺薄板上，以甲苯-乙酸乙酯-甲醇-甲酸（10：3：1：2）为展开剂，预饱和30分钟，展开，取出，晾干，置紫外光灯（365nm）下检视。供试品色谱中，在与对照药材色谱相应的位置上，显相同颜色的斑点；在与对照品色谱相应的位置上，显三个相同的暗色斑点。

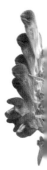

三、检查

水分　不得过12.0%（通则0832第二法）。

总灰分　不得过6.0%（通则2302）。

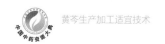

四、浸出物

照醇溶性浸出物测定法（通则2201）项下的热浸法测定，用稀乙醇作溶剂，不得少于40.0%。

五、含量测定

照高效液相色谱法（通则0512）测定。

色谱条件与系统适用性试验以十八烷基硅烷键合硅胶为填充剂；以甲醇–水–磷酸（47：53：0.2）为流动相；检测波长为280nm。理论板数按黄芩苷峰计算应不低于2500。

对照品溶液的制备取在60℃减压干燥4小时的黄芩苷对照品适量，精密称定，加甲醇制成每1ml含60μg的溶液，即得。

供试品溶液的制备取本品中粉约0.3g，精密称定，加70%乙醇40ml，加热回流3小时，放冷，滤过，滤液置100ml量瓶中，用少量70%乙醇分次洗涤容器和残渣，洗液滤入同一量瓶中，加70%乙醇至刻度，摇匀。精密量取1ml，置10ml量瓶中，加甲醇至刻度，摇匀，即得。

测定法　分别精密吸取对照品溶液与供试品溶液各10ml，注入液相色谱仪，测定，即得。

本品按干燥品计算，含黄芩苷（$C_{21}H_{18}O_{11}$）不得少于9.0%。

饮片

六、炮制

黄芩片　除去杂质，置沸水中煮10分钟，取出，闷透，切薄片，干燥；或蒸半小时，取出，切薄片，干燥（注意避免暴晒）。

本品为类圆形或不规则形薄片。外表皮黄棕色或棕褐色。切面黄棕色或黄绿色，具放射状纹理。

七、含量测定

同药材，含黄芩苷（$C_{21}H_{18}O_{11}$）不得少于8.0%。

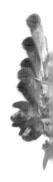

八、鉴别

同药材。

酒黄芩　取黄芩片，照酒炙法（通则0213）炒干。

本品形如黄芩片。略带焦斑，微有酒香气。

九、含量测定

同药材，含黄芩苷（$C_{21}H_{18}O_{11}$）不得少于8.0%。

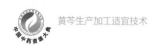

十、鉴别

同药材。

十一、性味与归经

苦，寒。归肺、胆、脾、大肠、小肠经。

十二、功能与主治

清热燥湿，泻火解毒，止血，安胎。用于湿温、暑湿，胸闷呕恶，湿热痞满，泻痢，黄疸，肺热咳嗽，高热烦渴，血热吐衄，痈肿疮毒，胎动不安。

十三、用法与用量

3～10g。

十四、贮藏

置通风干燥处，防潮。

第八节　其他黄芩药材的质量标准

一、小黄芩–《甘肃省中药材标准》(2008年版)

1. 来源　为唇形科植物甘肃黄芩 *Scutellaria rchderiana* Diels的干燥根和根茎。春、秋两季采挖，除去地上茎叶及泥沙，晒干。

2. 性状　本品根呈圆柱形，上部略粗，稍弯曲，长5～10cm，直径0.2～2cm；表面灰棕或棕褐色，有纵纹及须根痕，栓皮脱落处呈浅棕色；断面有明显的放射状纹理。根茎呈圆柱形，长4～12cm，直径0.2～0.8cm；表面棕褐色或灰褐色，栓皮脱落处淡黄色，扭曲，具多数对生突出的芽痕或茎痕。质脆，易折断，断面皮部淡黄色，木部黄色。气微，味苦。

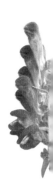

3. 鉴别　（1）本品根横切面：木栓层9～16列细胞，呈黄色或黄棕色。皮层薄壁细胞椭圆形至不规则形，多具1～3条径向横隔。纤维多单个散在，壁厚。石细胞类圆形或类方形，孔沟明显。韧皮部狭窄。木质束被薄壁组织分割成束，略显放射状；导管呈类圆至多边形；木纤维类圆形至多边形。薄壁细胞中充满淀粉粒。本品根茎横切面：木质部发达，木质束呈2～4束。中央有髓，髓细胞多具径向隔。

（2）取本品粉末1g，加甲醇20ml，超声处理20分钟，滤过，滤液蒸干，残渣加甲醇2ml使溶解，作为供试品溶液。另取黄芩苷对照品，加甲醇制成每1ml含1mg的溶液，作为对照品溶液。照薄层色谱法（通则0502）试验，吸取上述两种溶液各5μl，分别点于同一以含4%醋酸钠的硅胶G薄层板上，以乙酸乙酯–丁酮–甲酸–水

（5：3：1：1）为展开剂，预平衡30分钟，展开，取出，晾干，喷以1%三氯化铁乙醇溶液。供试品色谱中，在与对照品色谱相应的位置上，显相同的暗绿色斑点。

4. **检查**   总灰分：不得过7.0%（通则2302）。

水分：不得过9.0%（通则0832第二法）。

5. **含量测定**   照高效液相色谱法（通则0512）测定。色谱条件与系统适用性实验用十八烷基硅烷键含硅胶为填充剂；甲醇–水–磷酸（47：53：0.2）为流动相；检测波长为280nm。理论板数按黄芩苷计算应不低于2500。对照品溶液的制备精密称取在60℃减压干燥4小时的黄芩苷对照品适量，加甲醇制成每1ml含40μg的溶液，即得。供试品溶液的制备取本品中粉约0.3g，精密称定，加70%乙醇40ml，加热回流3小时，放冷，滤过，滤液置100ml量瓶中，用少量70%乙醇分次洗涤容器和残渣，洗涤液滤入同一量瓶中，加70%乙醇至刻度，摇匀。精密量取1ml，置10ml量瓶中，加甲醇至刻度，摇匀，即得。测定法分别精密吸取对照品溶液与供试品溶液各10μl，注入液相色谱仪，测定，即得。本品按干燥品计算，含黄芩苷（$C_{21}H_{18}O_{11}$）不得少于4.5%。

6. **炮制**   除去杂质，置沸水中略烫，取出，闷透，切厚片，干燥；或蒸透，取出，切厚片，干燥（注意避免暴晒）。

7. **性味与归经**   苦，寒。归肺、胆、脾、大肠、小肠经。

8. **功能与主治**   清热燥湿，泻火解毒，止血，安胎。用于湿热，暑湿胸闷，呕吐，湿热痞满，泻痢，黄疸，肺热咳嗽，高热烦渴，血热吐衄，痈肿疮毒，胎动不安。

9. **用法与用量**　9～15g。

10. **贮藏**　置阴凉干燥处，防潮。

二、黄花黄芩-《吉林省药品标准》（1977年版）（药材部分）

1. **来源**　为唇形科植物黄花黄芩*Scutellaria viscidula* Bunge的干燥根。春、秋两季采挖，除去地上茎叶及泥沙，晒干。

2. **性状**　本品主根呈圆柱形，长15～20cm，直径0.3～1cm；表面粗糙，具棕褐色栓皮，易脱落，显棕黄色，具扭曲纵沟棱纹。具数条支根，多弯曲，长5～15cm，直径0.1～0.2cm。质脆易碎，断面黄色，中间呈棕红色朽圆心。无臭，味苦。

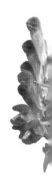

3. **鉴别**　（1）取本品粉末1g，加乙醇10ml，加热片刻，滤过，滤液呈黄白色，加几滴浓盐酸，慢慢加入镁粉少许，呈橙红色。

（2）取本品粉末0.5g，加乙醇10ml，加热5分钟，滤过，滤液加5%氯化铁试液，呈墨绿色。

4. **检查**　以条粗、体长、质坚、色黄、心实者为佳。

5. **炮制**　（1）黄花黄芩　除净泥土等杂质，洗净，置沸水中煮10分钟，或放笼屉内蒸30分钟，取出，稍晾，润透，切1.5mm片，晒干。

（2）酒黄花黄芩　取黄酒喷淋黄花黄芩内，拌匀，稍润，置锅内用文火炒至深褐色，取出，晾干。

每10kg黄花黄芩，用黄酒2kg。

1. **性味** 苦，寒。

2. **作用与主治** 除湿热，泻实火，安胎。用于肺热咳嗽，热病烦渴，湿热泻痢，黄疸，热淋，目赤肿痛，胎动不安。

3. **用法与用量** 5～15g。

4. **贮藏** 置通风干燥处，防潮防霉。

三、并头黄芩–《卫生部药品标准–蒙药分册》

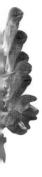

1. **来源** 为唇形科植物并头黄芩*Scutellaria scordifolia* Fisch. ex Schrank的干燥全草。夏季花盛开时采收，除去杂质，阴干。

2. **性状** 本品根状茎圆柱形，细长，直径1～2mm；表面淡黄白色，有节，节间长0.5～1.5cm，节上有须根或须根痕。茎四棱形，多分枝。直径约1mm，绿色至紫色，被疏短毛。叶对生，易脱落，多皱缩、破碎，完整叶三角状披针形、条状披针形或披针形，长1.7～3cm，直径3～10mm，边缘具疏锯齿。花紫蓝色或紫褐色，唇形；萼唇形，有毛，上萼片紫色，下萼片绿色，果期膨大，上萼盾片呈盔状突起。小坚果近球形，直径约1mm，表面褐色，具瘤状突起。气微，味苦。

3. **性味与归经** 苦，凉。

4. **功能与主治** 清热，消肿。用于肝热，肝肿大，牙龈脓肿。

5. **用法与用量** 3～6g。

6. **贮藏** 置干燥处。

四、黄芩药材野生品与栽培品性状比较

1. 在外观性状区别

从药材性状上看，野生黄芩多呈圆锥形，表面棕黄色或深黄色，上部有扭曲的纵皱纹或不规则的网纹，下部有顺纹和细皱纹。断面黄色，中心红棕色，有的老根具有空心。栽培品一般较细长，多有分枝，表面浅黄棕色，纵纹较细腻，断面黄色或浅黄色。各地栽培黄芩存在一定的地域差异，如甘肃所产2年生黄芩根部细长，韧皮部较薄；河北省承德道地产区所产2年生黄芩根部粗壮，韧皮部较厚。野生黄芩外表粗糙，色泽较深，栓皮脱落状，质地较轻，老根中心常枯朽状或中空；栽培黄芩一般较细，色泽较浅，外皮紧贴，有细纵纹，质地较重。

2. 显微组织区别

野生黄芩根横切面木质部导管呈切向排列，1～2年生栽培黄芩的导管呈径向排列；栽培黄芩的韧皮纤维和石细胞都较野生品大，经t检验，黄芩野生品和栽培品在韧皮纤维直径、石细胞的长径和短径有显著性差异（$P<0.05$或$P<0.01$）。

黄芩野生品和栽培品在药材性状和显微组织上存在差异，外观性状的差异和木质部导管的排列方式可以作为两者的鉴别特征。

3. 山西25个产地野生黄芩根显微结构的观察与比较

潘春莉等观察了山西25个产地的野生黄芩根的横切面和纵切面的显微结构，测量、比较了根的木栓层厚度和细胞层数、皮层厚度、韧皮部厚度、木质部厚度，并

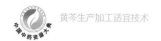

应用统计学方法进行了数据分析。结果表明，山西不同产地野生黄芩的根为近圆形；木栓层由近长方形细胞组成，部分产地有双重木栓层结构；皮层由薄壁细胞组成，细胞间隙较大；皮层与韧皮部分界不明显；木质部发达，约占根直径2/3；石细胞分布不均匀。根的木栓层厚度和细胞层数、皮层厚度、韧皮部厚度、木质部厚度均存在差异，其中，木质部厚度的差异最为显著，木栓层层数及厚度的差异与所生长地域的海拔高度有关。

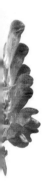

第6章

黄芩现代
医药研究

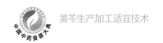

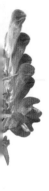

第一节　黄芩的化学成分研究

一、化学成分

1. 黄酮类化合物

已从20多种黄芩植物中分离出120多种黄酮类化合物。黄酮类化合物具有抗氧化、清除自由基、抗炎、抗变态、抗病毒、调节免疫系统、抗癌、解热、保肝、防辐射、抑制由凝血酶引起的血小板凝聚等作用，其中黄芩苷和黄芩素还有抗焦虑的效果，黄芩苷能促进细胞的代谢和蛋白质的合成。

李作平等研究黄芩发现，黄芩中有5,7-二羟基-6-甲氧基二氢黄酮，5,7,4′-三羟基-8-甲氧基黄酮，（2S）-5,7,2′,6′-四羟基二氢黄酮、去甲汉黄芩素、千层纸素A、黄芩素、汉黄芩素等8种化合物。肖丽和等研究滇黄芩，从中鉴定了以下8种黄酮类物质：汉黄芩素、白杨素、千层纸素、黄芩素、去甲汉黄芩素、5,7-二羟基-6-甲氧基二氢黄酮，5,7,4′-三羟基-8-甲氧基黄酮，（2S）-5,7,2′,6′-四羟基二氢黄酮。苏亚伦等分离鉴定甘肃黄芩丙酮提取物的抗氧化有效成分时，从丙酮提取物中分离到了5种化合物：千层纸素、汉黄芩素、黄芩素、甘黄芩苷元、甘黄芩素；从甲醇提取物中得到了黄芩苷。王红燕等研究了粘毛黄芩根，从中分离出了7种化合物，即千层纸素A、汉黄芩素、白杨素、5,7,4′-三羟基-8-甲氧基黄酮、黄芩素、粘毛黄芩素、汉黄芩素有。温华珍等统计黄芩中黄酮和黄酮醇类化合物有47种，并认为所有黄酮和黄酮醇类成分在C_5上有羟基取代，二氢黄酮和二氢黄酮醇类有17种，黄烷酮有4种。刘斌在研究苦参汤黄酮类成分的HPLC指纹图谱及其与组方药味黄芩和苦参的相关性时发现，有19个共有指纹峰，除2个峰来源于苦参外，其余峰均来源于黄芩，其中8个峰分别为黄芩苷、汉黄芩苷、木犀草素、黄芩素、千层纸素A，5,8–二羟基–6,7–甲氧基黄酮、汉黄芩素和白杨素。

何春年等通过聚类分析和主成分分析发现，黄芩茎叶中黄芩苷、汉黄芩苷、黄芩素、汉黄芩素等含量较低；野黄芩苷、芹菜素–7–O–β–D–葡萄糖醛酸苷、白杨素–7–O–β–D–葡萄糖醛酸苷等成分含量相对较高。张海涛等利用各种色谱技术进行分离纯化，从并黄芩中分离出了9种黄酮类物质，为刺槐素、白杨素、汉黄芩素、黄芩素、去甲汉黄芩素、芹菜素、芹菜素–7–O–β–D–葡萄糖苷、黄芩苷、野黄芩苷。孔祥鹤等研究了滇黄芩并与正品黄芩的化学成分进行对比，发现滇黄芩中有（$2S$）–7,2′,6′–三羟基–5–甲氧二氢黄酮，5–羟基–7,8–二甲氧基黄酮，5,8–二羟基–6,7–二甲氧基黄酮，5,2′–二羟基–6,7,8–三甲氧基黄酮，5,7,2′–三羟基黄酮，5,7,4′–三羟基–8–甲氧基黄酮，5,7,2′–三羟基–8–甲氧基黄酮，5,7,2′–三羟基–8,6′–二甲氧基黄酮，5,2′,5′–三羟基–6,7,8–三甲氧基黄酮，5,2′,6′–三羟基–7,8–二甲氧基黄酮，5,7,2′,3′–四羟基黄酮，5,7,2′,5′–四羟基–8,6′–二甲氧基黄酮，2,6,2′,4′–四羟基–6′–甲氧基查耳酮，（$2R$，$3R$）–3,5,7–三羟基二氢黄酮，（$2S$）–5,7,8–三羟基二氢黄酮，（$2S$）–5,2′,6′–三羟基–7–甲氧基二氢黄酮（滇黄芩新素）、（$2R$，$3R$）–3,5,7,2′–四羟基二氢黄酮白杨素、5,7–二羟基黄酮，5,2′–二羟基–6,7,8,6′–四甲氧基黄酮（黄芩新素Ⅱ），5,7,8–三羟基黄酮

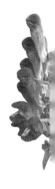

（去甲汉黄芩素），而在正品黄芩中未发现（2R，3R）–3,5,7–三羟基二氢黄酮,（2S）–5,7,8–三羟基二氢黄酮,（2S）–5,2′,6′–三羟基–7–甲氧基二氢黄酮（滇黄芩新素）,（2R，3R）–3,5,7,2′–四羟基二氢黄酮白杨素、5,7–二羟基黄酮–5,2′–二羟基–6,7,8,6′–四甲氧基黄酮（黄芩新素Ⅱ）,5,7,8–三羟基黄酮（去甲汉黄芩素）。郭鹤男等对黄芩,采用低压制备柱色谱法依次制备了黄芩苷、汉黄芩苷、黄芩素、汉黄芩素和千层纸素A共5种黄酮类成分的对照品,结果表明这5种黄酮类成分对照品的纯度均大于98%。张文青统计发现黄芩中黄酮与黄酮醇物质共有51种,主要成分为黄芩苷、汉黄芩苷、黄芩素、汉黄芩素、去甲汉黄芩素、千层纸素A；二氢黄酮和二氢黄酮醇物质共有16种；还有2,6,2′,4′–四羟基查耳酮等。

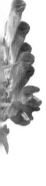

张晓雷等研究黄连–黄芩药,从黄芩中分离出了黄芩苷、黄芩素、汉黄芩苷、汉黄芩素、千层纸素5种化合物。赵胜男等确定了黄芩中19种化学成分,并以19种黄酮类成分含量比例为指标,研究了不同采收期黄芩中黄酮类成分的动态变化,其成分为白杨素–6–C–阿拉伯糖–8–C–葡萄糖苷、白杨素–6–C–葡萄糖–8–C–阿拉伯糖苷,5,7,3,2′,6–五羟基黄烷酮,5,7,2–三羟基–6–甲氧基黄酮–7–O–葡萄糖酸苷、黄芩素–7–O–葡萄糖酸苷（黄芩苷）、5,6,7–三羟基黄烷酮–7–O–葡萄糖酸苷、去甲汉黄芩素–7–O–葡萄糖酸苷,5,6,7–三羟基–8–甲氧基黄酮–7–O–葡萄糖酸苷、木蝴蝶素–7–O–葡萄糖酸苷、黄芩素–6–O–葡萄糖酸苷、汉黄芩素–7–O–葡萄糖酸苷（汉黄芩苷）,5,7–二羟基–6,8–二甲氧基黄酮–7–O–葡萄糖酸苷,5,7,8–三羟基黄酮、5,6,7–三羟基黄酮（黄芩素）,5,5′,6,6′,7,7′–六羟基–8,8′–二黄酮,5,7–二羟基–8–甲氧基

黄酮（汉黄芩素），5,7-二羟基黄酮（白杨素），5,2′-二羟基-6,7,8,6′-四甲氧基黄酮，5,7-二羟基-6-甲氧基黄酮（千层纸素A）。王振旺等研究大青山地区并头黄芩时发现，其中有白杨素-7-O-葡萄糖醛酸苷。

2. 挥发油

在挥发油成分中，异戊二烯是植物次生代谢合成诸类化合物的基本单位，石竹烯用于调配丁香、肉豆蔻、胡椒、药草、柑橘等食用香精，抗氧化剂BHA是食品和精细化工工业常用的添加剂，榄香烯是具有抗肿瘤作用的原料药，邻苯二酸醋是赛璐洛和化妆品工业常用的活性物质，香叶烯D主要用于配制柑橘类和什锦水果香精。

杨得坡等从黄芩根中测出了19种挥发性成分，占总质量的88.49%，其中10种化合物占鉴定成分的45.07%，9种挥发性碳水化合物占鉴定成分的43.42%。挥发性成分只有乙酰苯和抗氧化剂BHA是Fukuhara在黄芩根中测出的，其他17种都是首次发现的化合物，如薄荷酮（1.08%），β-广霍香烯（14.54%）、异薄荷酮（1.24%）、α-/β-愈创木烯（总8.48%）、异戊二烯（10.52%），β-芹子烯（1.98%），6种邻苯二酸醋（26.1%）、己二酸二辛酯（4.4%）等。肖丽和等用气质联用仪分析了黄芩挥发油，共测出23个峰，鉴定了其中的18种化学成分，占所测出挥发油总量的98.3%，其主要成分为1-辛烯-3-醇、桉叶油素、β-芳樟醇、苯乙醇，（1S）-1,7,7-三甲基二环、庚烷-2-酮、苯甲酸、异冰片、4-甲基-1-（1-甲乙基）-3-环己烷-1-醇、石竹烯、吉马烯、4-甲基-2,6-二（1,1-二甲基乙基）苯酚、雪松烯、3,7,11-三甲基-2,6-10-二碳三炔-1-醇，2-甲基Z,Z-3,13-十八碳二烯醇、正十六烷酸、正十六烷酸乙酯，（Z,

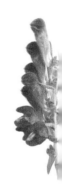

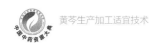

Z）–9，12–十八碳二烯酸（亚油酸）、硬脂酸。舒云波等利用超临界方法提取黄芩挥发性成分，用气相色谱–质谱联用仪分析挥发油的香味成分，鉴定出了64种成分，其主要成分为棕榈酸、亚油酸甲醋、棕榈酸甲醋、2–甲基丁酸、薄荷酮、糠醛等，并用面积归一化法测定了各种成分的质量分数，占总质量分数的96.81%。巩江等用水蒸气蒸馏法得到挥发油，运用GC–MS技术分析和鉴定了37种化学成分，占挥发油总量的85.03%，其主要成分为烯丙醇、苯乙酮、石竹烯、α–葎草烯、香叶烯D，1–揽香烯、1–乙烯基–1–甲基–2–（1–甲基乙烯基）–4–（1–甲基亚乙基）–环己烷。

3. 萜类物质

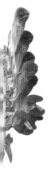

已从黄芩中分离出二萜类化合物100多种；二萜类化合物按碳架结构分为链环二萜、单环二萜、双环二萜、三环二萜和四环二萜。双环二萜分为半日花烷型和克罗烷型。二萜类物质具有昆虫拒食活性、抗真菌作用和抗肿瘤作用。张永煌等报道黄芩中有二萜内醋和双环氧二萜。克罗烷型分为3种：新克罗烷型、enl克罗烷型和nor克罗烷型。魏顺发等从黄芩中分离的二萜类化合物除了scuerpenin H外，均为新克罗烷型双环二萜化合物。张文青研究认为黄芩酯类物质为二萜类（均为新克罗烷neo–clerodane型）、三酯类、环烯醚酯类。

4. 多糖

不同产地黄芩多糖含量各不相同，黄芩多糖作为一种活性饲料添加剂，具有促进动物生长的作用，还具有抗氧化活性、抗新城疫病毒活性、抗病毒作用、免疫调节作用。石俊英等采用蒽酮比色法测定黄芩糖类成分的含量，测了15个产地，粗多糖含量超过10%的产地有：淄博鲁山（15.61%）、日照五莲（12.39%）、山东莱芜（12.00%）、陕西丹凤（11.16%）、临朐吕乡（10.79%）、甘肃陇县（10.83%）、陕西韩城（10.47%）。张文青等研究了河北6县、内蒙古7个产地、甘肃陇县、陕西商洛和太白、山西5个产地、河南辉县和灵宝苏村、辽宁建平和黑龙江大庆等共34个产地黄芩中的多糖含量，发现多糖含量超过10%的黄芩河北省承德市野生种（13.64%）、河北省承德市人工栽培种（12.24%）、山西汾阳人工栽培3年生种（10.30%）。董安珍等从山西朔州购买黄芩，其提取液中多糖提取量达到99.54mg/g。杨武德等将内蒙古的黄芩用不同的方法炮制，黄芩多糖含量从高到低的顺序为：炒黄芩（23.49%）>酒黄芩（16.64%）>生品黄芩（12.17%）>酒蒸黄芩（11.20%）>焦黄芩（9.21%）>炭黄芩（8.89%）。

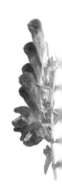

5. 其他成分

黄芩植物中还含有β-谷甾醇、豆甾醇、谷甾醇、菜油甾醇、木脂素糖苷类[4′-O-β-D-吡喃葡糖苷、赤藓-邻甲氧苯基甘油-β-丁香脂素醚-4′-O-β-D-吡喃葡糖苷、（+）-5,5′-二甲基落叶松脂素等]、苯乙醇糖苷类[2-（3-羟基-4-甲氧基苯基）-乙基-1-O-α-L-鼠李糖-（1-3）-β-D-（4-阿魏酰）-葡萄糖苷]、芪类、葡萄糖、蔗糖、联苯类化合物、生物碱、苯甲酸、苯甲醇等成分。

6. 小结

黄芩是我国常用药材，在临床应用中具有重要价值。不同种类的黄芩，因产地各异，其化学成分也有较大差异。影响黄芩产量和质量的因素有较多，化学成分含量是

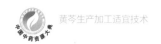

其中之一，黄芩中主要化学成分是黄酮类化合物，各种黄酮间的比例会直接影响黄芩的医疗作用大小。现在野生黄芩资源匮乏，黄芩的主要来源是人工栽培黄芩。由于大中小型城市的工厂、汽车越来越多，环境污染问题越来越严重，以致黄芩中重金属含量往往超标；再加上黄芩的病虫害发生较频繁，人们常常施用大量的化学农药进行防治，造成农药残留，这样会直接影响黄芩产品的质量。为使我国中药黄芩走向世界，加强黄芩生产的规范化、规模化、质量稳定化是非常必要的。因此，迫切需要继续筛选黄芩的活性物质，明确其药理，并开展黄芩的人工标准化种植和质量保障体系研究。

另外，同属植物甘肃黄芩根含甘肃黄芩素I（rehderianin I），粘毛黄芩素Ⅲ，黄芩苷，汉黄芩素，黄芩素，木蝴蝶素A，甘肃黄芩苷元（ganhuangenin）。川黄芩根含黄芩苷，汉黄芩苷，黄芩素，粘毛黄芩素Ⅰ、Ⅱ，木蝴蝶素A和汉黄芩素。丽江黄芩根含黄芩素，汉黄芩素，白杨素，木蝴蝶素A，韧黄芩素Ⅱ等。

二、成分分析方法

1. UPLC同时测定黄芩中黄芩苷、黄芩素、汉黄芩苷、汉黄芩素、千层纸素A

采用UPLC色谱系统，BEH C_{18}色谱柱（50mm×2.1mm，1.7μm）；流动相为乙腈-0.1%甲酸，梯度洗脱，体积流量为0.6ml/min；进样量为2μl；检测波长为280nm。

结果本方法可在15分内完成1次色谱分析，黄芩苷、黄芩素、汉黄芩苷、汉黄芩素、千层纸素A色谱峰之间有良好的分离度，5种成分的浓度和各自峰面积之间有着良好的线性关系，精密度、重复性及加样回收率的RSD均小于3.0%。本方法快捷、准确，重复性好，能同时测定黄芩中黄芩苷、黄芩素、汉黄芩苷、汉黄芩素、千层纸素A 5种成分的量。

2. 栽培黄芩和野生黄芩化学成分比较研究

李韦等收集不同产地栽培和野生黄芩共30余批，采用高效液相色谱法建立黄芩药材的色谱指纹图谱，并对黄芩苷、黄芩素和汉黄芩素进行含量测定；采用《中国药典》方法对黄芩的浸出物进行含量测定。

结果表明：河北和内蒙古产的野生黄芩的液相指纹图谱色谱峰数较栽培品多；在95%的置信区间内，栽培黄芩含黄芩苷（15.89±1.52）%，黄芩素为（1.04±0.26）%，汉黄芩素（0.27±0.07）%；野生黄芩含黄芩苷（11.93±1.62）%，黄芩素（1.03±0.26）%，汉黄芩素（0.27±0.06）%；栽培黄芩的浸出物为（52.07±3.05）%，野生黄芩（41.21±2.86）%。栽培黄芩和野生黄芩的指纹图谱略有差异；栽培黄芩中黄芩苷和浸出物的含量高于野生黄芩。

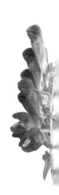

3. 黄芩药材HPLC指纹图谱的研究

王丹等采用HPLC指纹图谱方法对不同产地及生长方式的黄芩药材中的化学成分进行检测，采用系统聚类分析、主成分分析及成分组峰面积模式对指纹谱数据进行评价。

结果表明：道地药材与非道地药材指纹谱轮廓特征明显不同。现代道地产区河北承德的黄芩指纹谱除内蒙古赤峰（现代非道地产区）的样品指纹谱特征与其相似外明显区别于其他产地；古代本草上所记载的黄芩产区甘肃庆阳，陕西延安，山东临沂，山西长治、晋中的黄芩样品化学特征相似；现代非道地产区甘肃定西、陇南，陕西商洛的黄芩药材指纹谱特征相似；野生黄芩的阿替苷含量高于栽培黄芩。利用指纹图谱轮廓特征可对道地与非道地黄芩药材进行鉴别区分，该研究结果可为黄芩药材质量控制，以及道地与非道地黄芩药材的药性药效研究提供参考依据。

肖蓉等采用HPLC法测定了热河黄芩等11个不同产地黄芩样品。色谱条件：C_{18}柱，乙腈–0.25%磷酸–四氢呋喃为流动相进行梯度洗脱，检测波长274nm，体积流量1.0ml/min，柱温30℃。建立了HPLC指纹图谱共有模式，并对不同产地药材进行了相似度比较。

结果表明：色谱指纹图谱分析法能简便、快速地鉴别和区分不同来源的黄芩药材，为全面控制黄芩药材的质量提供了依据。

4. 不同产地黄芩中的有效成分含量分析

田建红采用HPLC法，测定不同产地（河北承德、内蒙古乌兰浩特、山西大同、吉林长白山）黄芩中黄芩苷、黄芩素、汉黄芩素的含量。

结果：黄芩苷、黄芩素、汉黄芩素含量测定方法的线性关系、重复性良好，精密度稳定。河北承德黄芩中黄芩苷含量最高，其次依次由高到低为：山西大同、吉林长白山、内蒙古乌兰浩特；内蒙古呼和浩特的黄芩素、汉黄芩素含量最低，表明该地区收购的黄芩野生黄芩相对较多，其他产地：黄芩的黄芩素、汉黄芩素含量由高到低为：河南承德、山西大同、吉林长白山。

结论：不同产地的黄芩苷、黄芩素、汉黄芩素含量不同，临床用药应根据不同病症、不同产地调整药物剂量。

5. 黄芩地上部分与根部的化学成分比较研究

何春年等采用HPLC–DAD方法，YMC–packODS–A色谱柱（4.6mm×250mm，5μm）；流动相为甲醇–乙腈–0.1%甲酸水梯度洗脱，流速为1.0ml/min，柱温为30℃，检测波长为278nm。对黄芩的根、茎和叶3个部位进行化学成分比较。

结果：黄芩的根、茎和叶均主要含有黄酮类成分，地上部位与根部差别明显，通过聚类分析和主成分分析能够明显区分，通过对照品指认发现，黄芩茎叶中黄芩苷、汉黄芩苷、黄芩素、汉黄芩素等含量较低；野黄芩苷、芹菜素7–O–β–D–葡萄糖醛酸苷、白杨素7–O–β–D–葡萄糖醛酸苷等成分含量相对较高，特别是有一未知2号色谱峰较高，值得注意；茎、叶部位差别不明显。为黄芩资源的合理、充分利用和黄芩茶的科学应用奠定理论基础。

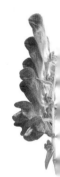

6. 黄芩茎叶化学成分研究

20世纪80年代初，诸多学者就黄芩茎叶的药理活性展开广泛的研究，证明具有较强的抗病毒、抗炎、抗氧化、降血脂和较强的记忆改善作用。马森林以黄芩茎叶为原料，以探索其黄酮类化合物的最佳提取和分离条件为目的，借助现代仪器分析和检测，对产物进行了成分分析和结构鉴定。首先，本研究通过反复实验，对黄芩茎叶中总黄酮的提取工艺进行了研究。采用水提取法，并通过调节pH，经过大孔树脂的吸附与解吸提取总黄酮的工艺，得到最优提取条件为：料液比1∶25，煎煮时间为2小时，盐酸调节提取液pH值为1～4，离心得到清液后通过预处理过的大孔树脂（AB-8）进行吸附，95%乙醇对其进行解吸附，流速为2ml/min。其次，该研究采用传统植化分离手段和现代分离技术，包括大孔树脂、聚酰胺等常压柱色谱，制备薄层色谱法，制备高效液相色谱法等技术进行分离纯化。首先以聚酰胺薄层实验为先导，薄层条件为：展开剂为二氯甲烷∶甲醇∶甲酸（50∶48∶2），显色剂为1%三氯化铁乙醇溶液，展开时间为约15分钟；然后采用聚酰胺柱色谱对黄芩茎叶提取物进行粗分，采用干法上样，上样量与聚酰胺比例为1∶50，洗脱剂为二氯甲烷与甲醇体系梯度洗脱，采用不同配比的二氯甲烷与甲醇（10∶1，8∶1，5∶1，2∶1，1∶1）冲洗色谱柱，TCL合并流份，通过制备型液相对其进一步纯化分离。其中，色谱柱选用Symmetry Prep^{TM} C_{18}（7.8×150mm，7 μm），流动相用甲醇与0.1%甲酸水。分离过程方便、快捷，适合黄芩茎叶黄酮类单体化合物的分离制备。最后，从黄芩茎叶水提物中提取得到黄芩茎叶总黄酮，经进一步分离纯化，得到5种黄芩茎叶单体化合物成分。通过理化性质分析以及现代波谱技术包括UV、IR、MS、^{13}CNMR、^{1}HNMR等技术对分离所得的单体化合物进行化学结构解析与鉴定，最终确定为：白杨素–7–O–$β$–D–葡萄糖醛酸苷、黄芩苷、野黄芩苷、芹菜素–7–O–$β$–D–葡萄糖醛酸苷及红花素–7–O–$β$–D–葡萄糖醛酸苷。黄芩茎叶作为黄芩副产物在我国资源丰富，极具开发价值，通过对黄芩茎叶的化学成分研究，明确了其中的上述5种黄酮类化学成分，为开发新型、高效、安全的药物提供科学依据。

三、化学成分的提取

刘云华等对黄芩药材中黄芩苷的酶解条件和黄芩素的提取工艺进行研究，以样品中黄芩素的含量为指标，采用正交实验对影响酶解的温度、时间和药材粒度进行考察；以黄芩素的提取率为指标，经正交实验优选乙醇浓度、用量、回流次数和时间。得出如下较理想的酶解条件和提取工艺：黄芩药材粉碎至10～20目，加水6倍，于60℃保温10小时；酶解后的黄芩药材加8倍量70%乙醇回流提取2次，每次1小时。黄芩素的提取率大于70%，工艺稳定可行。

第二节 黄芩的现代药理研究

一、药理作用

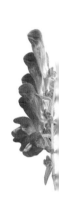

1. 抗菌作用

黄芩提取物具有显著的抗菌效应，能有效抑制多种细菌生长，如蜡样芽孢杆菌、单核细胞增多性李斯特菌、金黄色葡萄球菌、大肠埃希菌、沙门菌等。常用的抗真菌剂对念珠菌病效果不明显，而黄芩素浓度为4～32mg/L时，即可抑制念珠菌，抑制率高达70%。黄芩苷对甲氧西林耐药葡萄球菌有抑制作用，效果好于广谱抗生素磺胺甲噁唑。黄芩中的酚酸类如阿魏酸、绿原酸也有抗菌活性。

2. 抗病毒作用

黄芩乙醇提取物对大肠杆菌噬菌体MS2和甲肝病毒具有抑制作用。黄芩素与利巴韦林抗病毒药物联合使用对流感病毒（hemagglutinin 1 neuraminidase 1，H1N1）感染小鼠的治疗作用明显高于利巴韦林药物单独作用，且0.5mg/L黄芩素和5mg/L利巴韦林配伍时药效最好。黄芩苷能阻碍人类免疫缺陷病毒Ⅰ型（human immunodeliciency virus-Ⅰ，HIV-Ⅰ）细胞表面的包膜，阻断HIV-Ⅰ进入靶细胞，具有抵抗HIV-Ⅰ的能力，已成为当前治疗HIV感染的天然产物之一。并且有报道表明锌和黄芩苷的络合物能增强其抗HIV-Ⅰ活性。汉黄芩素能够抵抗乙型肝炎病毒（hepatitis B virus，HBV），可能发展成为抗HBV的候选药物。

3. 抗氧化作用

黄芩素通过激活转录因子NF-E2相关因子2（NI-E2 related factor-2，Nrf2），介导抗氧化酶锰超氧化物歧化酶产生，清除超氧化物自由基和羟自由基，修复抗氧化应激的线粒体功能障碍。黄芩苷抑制过氧化脂质和氧化型谷胱甘肽的形成，修复抗氧化酶如超氧化物歧化酶（superoxide dismutase，SOD）、过氧化氢酶（catalase，CAT）等活性来改善由氯化镉引起的肝细胞毒性和氧化应激反应。汉黄芩素抑制氧化酶系统和脂质过氧化反应，清除氧自由基，抑制神经元氧化损伤，浓度为6.8mg/L时能抑制大鼠脑匀浆里Fe^{2+}-坏血酸诱导的脂质过氧化，保护由过氧化氢诱导的SH-SY5Y神经细胞的氧化损伤。

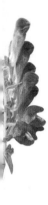

4. 抗炎和抗过敏作用

黄芩提取物能够抑制过敏性炎症的渗出，通过降低毛细管通透性、抑制组织胺和乙酰胆碱的释放等保护炎症反应造成的伤害。将黄芩水提物浓缩成不同浓度，作用于足、耳廓肿胀以及腹腔毛细血管通透性增高的小鼠，结果表明黄芩提取物各个剂量组均能抑制炎症反应。黄芩醇提物能减少大鼠腹腔肥大细胞组胺的释放，从而抑制大鼠皮肤过敏反应。黄芩素则可通过NF-κB通路，调节雌性激素的活动，抑制脂多糖（Iipopolysaccharide，LPS）诱导的炎症反应。黄芩苷抗炎机制为抑制NF-κB和p-p38，减少肿瘤坏死因子-α（tumornecrosis factor-α，TNF-α）、白介素-β（interleukin β，IL-β）、白介素-6（interleukin 6，IL-6）的表达。汉黄芩素可阻滞NF-κB的活性，抑制IL-6和白介素-8（Interleu-kin 8，IL-8）mRNA的表达。汉黄芩苷可抑制炎症介质一氧化氮（nitric oxide，NO）、前列腺素E2（prostaglandin E2，PGE2）以及促炎性细胞因子TNF-α，IL-6释放，阻滞一氧化氮合酶（nitric oxide synthase，iNOS）、环氧化酶-2（cyelooxygenase-2，COX-2），TNF-α，IL-6基因表达。木蝴蝶素A可阻滞NF-κB，抑制iNOS，COX-2基因表达，抑制LPS诱导的炎症反应。

5. 抗肿瘤作用

黄芩苷、黄芩素、汉黄芩素、汉黄芩苷、木蝴蝶素A等均可有效抑制肿瘤细胞的增殖，且对正常上皮、外周血和骨髓细胞几乎没有毒性。黄芩素通过抑制信号转导分子蛋白激酶B（protein kinase B，AKT）、糖原合成酶激酶（glycogen synthase kinase 3β，GSK3β）、细胞外信号调节激酶（extracellular signal-regulated kinase，ERK）、p38，NF-κB来抑制细胞增殖，通过调节细胞周期蛋白B1（oyolin B1）、细胞周期蛋白D1（cylin D1）使细胞周期阻滞。黄芩素可抑制B淋巴细胞瘤-2蛋白（b-celllymphoma-2，Bcl-2），Caspase-3，促进p53、Bax蛋白表达，诱导人肺癌细胞H460周期阻滞和凋亡。黄芩苷通过促分裂原活化蛋白激酶（mitogen-activated protein kinase，MAPK）信号通路，下调基质金属蛋白酶2（matrixmetalloproteinase2，MMP-2），MMP-9、尿激

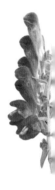

酶型纤溶酶原激活物（urokinase-typeplasminogenactivator，uPA）和其受体（urokinase-typeplasminogenactivator receptor，uPAR）的表达，抑制人乳腺癌MDA-MB-231细胞的迁移、侵袭和转移。汉黄芩素能抑制血管内皮生长因子（vasular endothelial growth factor，VEGF）引起的ERK，AKT和p38蛋白的磷酸化，抑制胃癌裸鼠的肿瘤增殖和肿瘤血管生成。汉黄芩素可上调磷酸化蛋白激酶Cδ和p21的表达导致细胞在G1期被阻滞，诱导人类白血病细胞U-937粒细胞性分化。汉黄芩苷能调节ERK和p38信号通路，抑制哺乳动物雷帕霉素靶蛋白（mammalian target of rapamycin，mTO R）和p70 S6激酶（p70S6 kinase，p70S6K）来引发细胞自噬。木蝴蝶素A可上调磷酸化的细胞周期检测点激酶（phospho-checkpoint kinase 2，p-Chk2）和p-p53表达，下调NF-κB活性，降低P-糖蛋白的药物外排功能，逆转乳腺癌细胞MCF-7的耐药性，提高细胞内药物浓度。

6. 神经保护作用

黄芩水提物可治疗脑内出血大鼠的血脑屏障的损伤，并且对血脑屏障损伤造成的中风及脑创伤有一定保护作用。黄芩素能调节谷氨酸（glutamic acid，Glu）和氨基丁酸（γ-aminobutyric acid，GABA）之间的代谢平衡，阻滞细胞色素氧化酶亚基mRNA在丘脑核中的表达，明显抑制Glu诱导的胞内钙的增加，减轻大鼠肌肉震颤，缓解震颤主导型原发性帕金森病。E46是核突触蛋白（α-synuclein，α-syn）的突变位点，可以导致家族性帕金森症和路易体痴呆，黄芩素能抑制神经细胞PC12线粒体去极化、减弱蛋白酶体抑制、E46K突变位点聚集和E46K诱导的细胞毒性，有望预防或治疗神经退行性疾病如帕金森病。黄芩苷能够改善中枢神经系统活动，如保护癫痫发作引起的脑损伤，促进神经分化。黄芩苷同时能抑制COX-2表达，减少PGE2的释放，产生抗抑郁作用；并且可抑制Toll样受体2/4（toll-like receptor2 and4，TLR2/4）通路，抑制TLR2/4，NF-KB，iNOS，COX-2表达，降低TNF-α，IL-1β含量，改善永久性脑缺血。汉黄芩素通过促进神经前体细胞在体内和体外的分化，保护神经元在大脑的损伤。木蝴蝶素A能够改善小胶质细胞诱导的神经退行性疾病。木蝴蝶素A-7-葡萄糖醛酸苷可阻滞iNOS与PDZ结构域的结合，具有神经保护作用。

7. 心血管保护作用

黄芩具有降压、治疗心肌衰弱、扩张血管、治疗冠心病、抗动脉粥样硬化等心血管保护作用。黄芩素可通过抑制左心室胶原蛋白和12-脂氧合酶的表达，下调MMP-9和ERK的活性，缓解自发性高血压小鼠的心肌纤维化。黄芩素能减弱心脏诱导型iNOS、单核细胞趋化蛋白1、磷酸化Iκ酸化、p-p65蛋白和Caspase-3的活性，保护LPS引起的低血压伴随心动过速。黄芩素还可通过线粒体氧化信号通路，保护心肌细胞的缺血再灌注损伤。黄芩素的心脏保护可能跟其抗炎、抗氧化及抗细胞凋亡机制有关。黄芩苷能激活钙诱导的钾离子通道（Ca^{2+}-activated K + channel，BKCa），抑制电压依赖性钙通道（voltage-dependent Ca^{2+} channel，VDCC），对动脉平滑肌细胞有舒张血管作用。汉黄芩素可抑制甘油二酯在胞内的积累，随后抑制蛋白激酶C的磷酸化，从而抑制由脂毒性诱导的血管平滑肌细胞的凋亡，缓解动脉粥样硬化。

8. 预防或治疗糖尿病作用

黄芩素能激活p38通路，减轻糖尿病周围神经病变。黄芩苷能加强抗氧化防御机

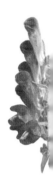

制，上调SOD，CAT、谷胱甘肽过氧化物酶（glutathione peroxidase，GPx）的活性，降低了血浆中总胆固醇和甘油三酯的水平，改善大鼠高血糖症状。从大鼠的炎症标记物和心脏组织学观察，黄芩苷能减弱心血管疾病的危险，有效地防治高血糖，同时还可抵制氧化应激和心血管疾病的风险。汉黄芩素通过激活腺苷酸活化蛋白激酶（AMP-activatedprotein kinase，AMPK）通路，增加过氧化物酶增殖激活的受体和脂联素的表达，促进葡萄糖和脂类代谢。黄芩和黄连合用复方可增加大鼠体重及其血浆胰岛素含量，降低尿量、尿糖量和糖尿病大鼠的餐后血浆葡萄糖水平，是治疗糖尿病的主要复方之一。

9. 其他药理作用

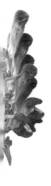

黄芩乙醇提取物通过ERK-p53通路，降低肝胶原蛋白含量和肌肉肌动蛋白含量，抑制肝纤维化。黄芩苷具有显著的抗氧化保肝作用。汉黄芩素可调节氨基丁酸能神经元，产生抗惊厥效应。黄芩素和汉黄芩素能抑制急性紫外照射对无毛小鼠造成的损伤，改善紫外照射对皮肤老化、免疫系统等的损伤。

10. 结语与展望

黄芩是最常用的清热解毒中药之一，其主要有效成分为黄酮类化合物，尤其是其中的黄芩素、黄芩苷、汉黄芩素、汉黄芩苷，已被证明具有广泛的药理活性。除了传统意义上的抗菌、抗病毒、消炎、解热、保肝之外，近年来对其抗氧化、抗肿瘤、神经保护、心血管保护以及抗高血糖等药理作用的研究日趋深入。由于黄芩具有很好的药效和相对较低的毒性，得到了越来越多的关注，已有黄芩素铝胶囊、黄

芩苷片、黄芩苷注射液等药品问世，在临床上具有广泛的应用。目前，黄芩的活性

成分不止局限于黄芩素、汉黄芩素及其苷。木蝴蝶素A、木蝴蝶素A-7-葡萄糖醛酸

苷也被确认为黄芩中活性成分，对其药理活性的研究日益增多。但是对于除黄酮外

的其他类化合物，研究仍然较少，为了进一步阐明黄芩药效的物质基础和作用机制，

药学研究者仍需加强对黄芩药理作用的挖掘，明确黄芩临床疾病治疗的作用和机制，

为黄芩现代化研究以及新药研发提供依据。

二、毒性

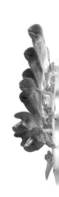

黄芩制剂口服毒性很小，静脉注射毒性稍大。兔口服煎剂10g/kg，醇提取液静

脉注射2g/kg，仅呈活动减弱，无一例死亡。静脉注射黄芩浸剂2g/kg，亦可使兔产生

镇静和催眠作用，但8～12小时后死亡；如静脉注射1g/kg，则只有镇静作用，不致死

亡。黄芩浸剂4g/kg给狗灌胃8周，亦未见任何毒性反应。兔静脉注射黄芩苷15mg/kg

出现不安和呼吸急促，1小时后有显著镇静催眠作用，所试4只兔皆于48小时内死亡。

黄芩提取物肌肉及静脉注射，可使正常家兔白细胞总数短时间内显著降低。小鼠腹

腔注射黄芩苷的半数致死量为3.018g/kg。小鼠皮下注射的致死量为：醇提物6g/kg、

黄芩苷6g/kg、汉黄芩素4g/kg。

临床应用本品，黄芩粗制剂口服、黄芩苷或黄芩注射给药，除个别病人有胃部

不适和腹泻外，余无明显不良反应。黄芩银花注射液眼内注射，局部有胀痛感，可

加适量普鲁卡因缓解。

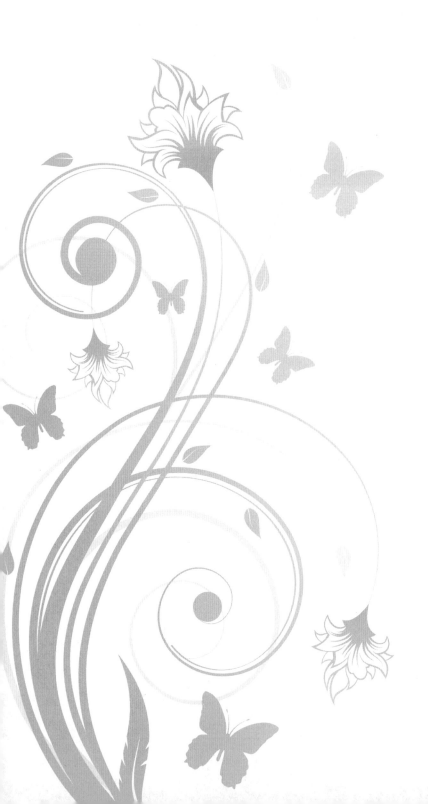

第7章

黄芩中药性能
与应用

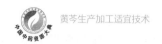

第一节　黄芩的中药性能

一、性味与归经

1. 性味

味苦，性寒。

（1）《本经》"味苦，平。"

（2）《别录》"大寒，无毒。"

（3）《药性论》"味苦甘。"

2. 归经

入心、肺、胆、大肠经。

（1）《品汇精要》"行手太阴、阳明经。"

（2）《纲目》"入手少阴、阳明，手足太阴、少阳六经。"

（3）《雷公炮制药性解》"入肺、大肠、膀胱、胆四经。"

二、功能与主治

1. 功能主治

清热燥湿，泻火解毒，止血，安胎。用于壮热烦渴，肺热咳嗽，湿热泻痢，黄疸，热淋，吐衄，崩漏，目赤肿痛，胎动不安，痈肿疔疮。

（1）《本经》"主诸热黄疸，肠澼，泻痢，逐水，下血闭，（治）恶疮，疽蚀，火疡。"

（2）《别录》"疗痰热，胃中热，小腹绞痛，消谷，利小肠，女子血闭，淋露下血，小儿腹痛。"

（3）陶弘景　"治奔豚，脐下热痛。"

（4）《药性论》"能治热毒，骨蒸，寒热往来，肠胃不利，破壅气，治五淋，令人宣畅，去关节烦闷，解热渴，治热腹中疞痛，心腹坚胀。"

（5）《日华子本草》"下气，主天行热疾，疗疮，排脓。治乳痈，发背。"

（6）《珍珠囊》"除阳有余，凉心去热，通寒格。"

（7）李杲　"治发热口苦。"

（8）《滇南本草》"上行泻肺火，下行泻膀胱火，（治）男子五淋，女子暴崩，调经清热，胎有火热不安，清胎热，除六经实火实热。"

（9）《纲目》"治风热湿热头疼，奔豚热痛，火咳，肺痿喉腥，诸失血。"

（10）《本草正》"枯者清上焦之火，消痰利气，定喘嗽，止失血，退往来寒热，风热湿热，头痛，解瘟疫，清咽，疗肺痿肺痈，乳痈发背，尤祛肌表之热，故治斑疹、鼠瘘，疮疡、赤眼；实者凉下焦之热，能除赤痢，热蓄膀胱，五淋涩痛，大肠闭结，便血、漏血。"

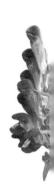

（11）《科学的民间药草》"外洗创口，有防腐作用。"

2. 功效应用

（1）清热燥湿　用于湿热。

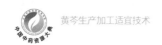

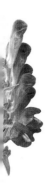

a. 湿热痢疾，腹痛便脓血，里急后重。

b. 湿热黄疸，身目黄染。常配伍茵陈。

c. 外感湿温，发热胸闷，舌苔黄腻。

d. 湿热下注，热淋涩痛。

（2）泻火解毒　适于热毒证。

a. 肺热咳嗽，痰黄黏稠，舌红咽痛。

b. 实火内盛，咽肿疮疡。

（3）止血　用于血热出血。

（4）安胎　用于胎热不安。

三、用法与用量

1. 内服

煎汤，3～9g；或入丸、散。

2. 外用

煎水洗或研末撒。清热多用生黄芩，安胎多用炒制品；清上焦热可用酒黄芩；

止血则多用黄芩炭。

3. 附注

黄芩亦称淡黄芩，简称淡芩。习惯将中心空而发黑、外表呈黄棕色、颇似腐木

的老根称为枯黄芩或枯芩，亦称片黄芩或片芩；将中实色青、外呈黄色的细条嫩根

称为子黄芩或子芩，亦称条黄芩或条芩，嫩黄芩或嫩芩。一般入药以子芩、嫩芩为佳。黄芩生用清热泻火之力较强。历代医家认为，枯芩因中空体轻性浮，入手太阴经，功偏于清泻肺火，解肌表之热，如九味羌活汤即可选用本品配伍；子芩则内实坚重性沉，入手阳明经，功偏于泻大肠下焦之火，常用于热痢泄泻，如《伤寒论》黄芩汤则宜选子芩配伍。

炒黄芩系黄芩片用文火炒至表面微焦为度入药者。黄芩炒后擅入血分，常用于下焦有热、胎动不安等证；又可减其寒性，以免苦寒伐胃，素体脾虚胃弱者，也可酌情用之。酒炒黄芩系黄芩片喷淋黄酒拌匀，用文火微炒晾干入药者，简称酒芩。酒能助药力上行，黄芩酒制后清除上焦湿热之力增强，如《丹溪心法》用酒炒黄芩配伍白芷，清茶调服，以疗风热有痰之眉眶作痛。黄芩炭是黄芩片用武火炒至表面焦褐色、边缘带黑色存性为度入药者，亦称焦黄芩。既可清热，又可止血，临床常用于热迫血溢之咯血、便血、崩漏下血及胎动漏血等证。

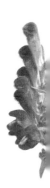

四、注意事项

本品苦寒伤中，故脾胃虚寒、少食、便溏者忌用。"脾肺虚热者忌之。凡中寒作泄，中寒腹痛，肝肾虚而少腹痛，血虚腹痛，脾虚泄泻，肾虚溏泻，脾虚水肿，血枯经闭，气虚下水不利，肺受寒邪咳喘及血虚胎不安，阴虚淋露，法并禁用。"（《本草经疏》）

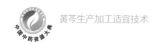
五、各家论述

1.《本草经疏》

"黄芩，其性清肃，所以除邪；味苦所以燥湿；阴寒所以胜热，故主诸热。诸热者，邪热与湿热也，黄疸、肠澼、泻痢，皆湿热胜之病也，折其本，则诸病自愈矣。苦寒能除湿热，所以小肠利而水自逐，源清则流洁也。血闭者，实热在血分，即热入血室，令人经闭不通，湿热解，则荣气清而自行也。恶疮疽蚀者，血热则留结，而为痈肿溃烂也；火疡者，火气伤血也，凉血除热，则自愈也。"

2.《医学启源》

"黄芩，治肺中湿热，疗上热目中肿赤，瘀血壅盛，必用之药。泄肺中火邪上逆于膈上，补膀胱之寒水不足，乃滋其化源。《主治秘诀》云，其用有九：泻肺经热，一也；夏月须用，二也；上焦及皮肤风热，三也；去诸热，四也；妇人产后，养阴退阳，五也；利胸中气，六也；消膈上痰，七也；除上焦热及脾湿，八也；安胎，九也。单制，双制，不制，分上中下也。酒炒上行，主上部积血，非此不能除，肺苦气上逆，急食苦以泄之，正谓此也。"

3.《药品化义》

"黄芩中枯者名枯芩，条细者名条芩，一品宜分两用。枯芩体轻主浮，专泻肺胃上焦之火，主治胸中逆气，膈上热痰，咳嗽喘急，目赤齿痛，吐衄失血，发斑发黄，痘疹疮毒，以其大能凉膈也。其条芩体重主降，专泻大肠下焦之火，主治大便闭结，小便淋浊，小腹急胀，肠红痢疾，血热崩中，胎漏下血，挟热腹痛，谵语狂言，以其能清大肠也。"

4.《本草汇言》

"清肌退热，柴胡最佳，然无黄芩不能凉肌达表。上焦之火，山栀可降，然舍黄芩不能上清头目……所以方脉科以之清肌退热，疮疡科以之解毒生肌，光明科以之散热明目，妇女科以之安胎理经，此盖诸科半表半里之首剂也。"

5.《本经逢原》

"昔人以柴胡去热不及黄芩，柴胡专主少阳往来寒热，少阳为枢，非柴胡不能宣通中外；黄芩专主阳明蒸热，阳明居中，非黄芩不能开泄蕴著，一主风木客邪，一主湿土蕴著，讵可混论。芩虽苦寒，毕竟治标之药，惟躯壳热者宜之，若阴虚伏热，虚阳发露，可轻试乎？其条实者兼行冲脉，治血热妄行，古方有一味子芩丸，治女人血热，经水暴下不止者，最效。"

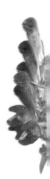

6.《本草害利》

"柴胡退热不及黄芩，柴胡苦以发之，散火之标，黄芩寒以胜热，折火之本。"

7.《药对》

"黄芩，得厚朴、黄连止腹痛；得五味子、牡蒙、牡蛎令人有子；得黄芪、白蔹、赤小豆疗鼠瘘。"

8.《本草纲目》

"洁古张氏言黄芩泻肺火，治脾湿；东垣李氏言片芩治肺火，条芩治大肠火；丹溪朱氏言黄芩治上中二焦火；而张仲景治少阳证小柴胡汤，太阳、少阳合病下利黄芩汤，少阳证下后心下满而不痛泻心汤并用之；成无己言黄芩苦而入心，泄痞热，是黄芩能入手少阴、阳明、手足大阴、少阳六经。黄芩气寒味苦，苦入心，寒胜热，泻心火，治脾之湿热，一则金不受刑，一则胃火不流入肺，即所以救肺也；肺虚不宜者，苦寒伤脾胃，损其母也……杨士瀛《仁斋直指方论》云"柴胡退热，不及黄芩，盖亦不知柴胡之退热，乃苦以发之，散火之标也，黄芩之退热，乃寒能胜热，折火之本也。""黄芩得酒上行，得猪胆汁除肝胆热，得柴胡退寒热，得芍药治下痢，得桑白皮泻肺火，得白术安胎。"

9.《本草求真》

"黄芩味苦性寒。枯而大者轻飘上升以清肺，肺清则痰自理矣；实而细者沉重下降以利便，便利则肠癖自去。酒炒则肝热可除，而肝胆火息；生用则实热堪投，而腹痛斯愈。"

10.《药鉴》

"黄芩，主治诸经实热。中枯而飘者，泻肺火，清痰利气；细实而坚者，泻大肠火，养阴退阳。又枯者除寒湿，去热于肌表；坚者滋化源，退热于膀胱。见柴胡则寒，为少阳之妙剂；君白术则和，乃安胎之圣药。若以猪胆炒之，又能泻肝胆之火也；如以麦冬汁浸之，又能润肺家之燥也。酒炒则清头目，盐制则利肾邪。大都治热宜寒，泄实宜苦。黄芩气味寒苦，必真有黄芩症，而后可用。"

11.《本草图经》

"张仲景治伤寒心下痞满，泻心汤四方皆用黄芩，以其主诸热，利小肠故也。又太阳病下之利不止，有葛根黄芩黄连汤，及主妊娠安胎散，亦多用黄芩。"

12.《名医别录》

"消痰热者，热在胸中，则生痰火，在少腹则绞痛，小儿内热则腹痛，胃中湿热去，则胃安而消谷也。淋露下血，是热在阴分也；其治往来寒热者，邪在少阳也；五淋者，湿热胜所致也；苦寒清肃之气胜，则邪气自解，是伐其本也。""黄芩为苦寒清肃之药，功在除热邪，而非补益之品，当与黄连并列，虽能清热利湿消痰，然苦寒能损胃气而伤脾阴，脾肺虚热者忌之。"

13.《本经疏证》

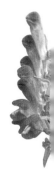

"仲景用黄芩有三耦焉，气分热结者，与柴胡为耦（小柴胡汤、大柴胡汤、柴胡桂枝干姜汤、柴胡桂枝汤）；血分热结者，与芍药为耦（桂枝柴胡汤、黄芩汤、大柴胡汤、黄连阿胶汤、鳖甲煎丸、大黄䗪虫丸、奔豚汤、王不留行散、当归散）；湿热阻中者，与黄连为耦（半夏泻心汤、甘草泻心汤、生姜泻心汤、葛根黄芩黄连汤、干姜黄芩黄连人参汤）。以柴胡能开气分之结，不能泄气分之热，芍药能开血分之结，不能清迫血之热，黄连能治湿生之热，不能治热生之湿。譬之解斗，但去其斗者，未平其致斗之怒，斗终未已也。故黄芩协柴胡，能清气分之热，协芍药，能泄迫血之热，协黄连，能解热生之湿也。"

14.《本经》

主诸热黄疸，肠澼，泻痢，逐水，下血闭，（治）恶疮，疽蚀，火疡。

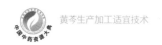

15.《滇南本草》

上行泻肺火，下行泻膀胱火，（治）男子五淋，女子暴崩，调经清热，胎有火热不安，清胎热，除六经实火实热。

16.《本草正》

枯者清上焦之火，消痰利气，定喘嗽，止失血，退往来寒热，风热湿热，头痛，解瘟疫，清咽，疗肺痿肺痈，乳痈发背，尤法肌表之热，故治斑疹、鼠瘘，疮疡、赤眼；实者凉下焦之热，能除赤痢，热蓄膀胱，五淋涩痛，大肠闭结，便血、漏血。

17.《民间的药草科学》

外洗创口，有防腐作用。

18.《本草新编》

黄芩，味苦，气平，性寒，可升可降，阴中微阳，无毒。入肺经、大肠。退热除烦，泻膀胱之火，止赤痢，消赤眼，善安胎气，解伤寒郁蒸，润燥，益肺气。但可为臣使，而不可为君药。近人最喜用之，然亦必肺与大肠、膀胱之有火者，用之始宜，否则，不可频用也。古人云黄芩乃安胎之圣药，亦因胎中有火，故用之于白术、归身、人参、熟地、杜仲之中，自然胎安。倘无火，而寒虚胎动，正恐得黄芩而反助其寒，虽有参、归等药补气、补血、补阴，未必胎气之能固也，况不用参、归等药，欲望其安胎，万无是理矣。

19. 张元素

"下痢脓血稠黏，腹痛后重，身热久不可者，黄芩与芍药、甘草同用。肌热及去

痰用黄芩，上焦湿热亦用黄芩，泻肺火故也。疮痛不可忍者，用苦寒药，如黄芩、

黄连，详上下，分梢根，及引经药用之。"

20. 李杲

"黄芩，味苦而薄，故能泄肺火而解肌热，手太阴剂也。细实而中不空者，治下部妙。"

21. 朱震亨

"黄芩降痰，假其降火也。凡去上焦湿热，须以酒洗过用。片芩泻肺火，须用桑

白皮佐之。若肺虚者，多用则伤肺，必先以天门冬保定肺气，而后用之。黄芩、白

术乃安胎圣药，俗以黄芩为寒而不敢用，盖不知胎孕宜清热凉血，血不妄行，乃能

养胎，黄芩乃上、中二焦药，能降火下行，白术能补脾也。"

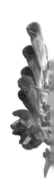

第二节　黄芩的应用

一、配伍效用

1. 黄芩配伍白芍、木香

黄芩清热燥湿；白芍缓急止痛；木香行气止痛。三者相伍，有清热燥湿、敛阴

和营、行气止痛之功效，用于治疗湿热所致发热、腹痛、泻下、里急后重等症。

2. 黄芩配伍白术

黄芩苦寒，清热泻火以安胎；白术甘温，补中益气、健脾燥湿以安胎。二者配

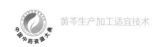

伍，清补结合，有清热燥湿、健脾安胎之功效，用于治疗湿热内蕴伴脾虚引起之妊娠恶阻、胎动不安以及习惯性流产等。

3. 黄芩配伍贝母

二者皆为苦寒之品。黄芩清热燥湿泻火，擅清肺火；贝母开郁散结、泄热润肺，善润肺燥。二者伍用，共奏清热润肺、化痰止咳之功效，用于治疗痰火郁肺之咳痰黄稠、咯吐脓血者。

4. 黄芩配伍滑石、白蔻仁

黄芩清热燥湿；滑石清热利湿；白蔻仁行气化湿。三者伍用，有清热燥湿、行气化湿、利湿之功效，用于治疗湿温所致的发热、胸闷、口渴不欲饮之症。

5. 黄芩配伍黄连

二者皆为苦寒清热之品。但黄芩擅清肺热与大肠之火；黄连则长于清心胃实热、除湿散郁。二者伍用，其清热燥湿、泻火解毒之功效更著，用于治疗上、中焦邪热炽盛所致之高热头痛、目赤肿痛、牙龈肿胀、口舌生疮、痈肿疔毒以及湿热蕴结肠道之发热口渴、泄泻下痢、肛门灼热等症。

6. 黄芩炭配伍生地、白茅根

黄芩炭清热止血；生地、白茅根清热凉血。三者伍用，有清热凉血止血之功效，用于治疗热邪炽盛、迫血妄行之各种出血症状。

7. 黄芩配伍知母

黄芩清热泻火解毒；知母清热除烦滋阴。二者伍用，有清热泻火、解毒生津之功效，用于治疗肺热所出现的高热烦躁、咽喉疼痛、口渴、咳吐黄痰以及肺热下移大肠之大便秘结等症。

二、临床应用

1. 治小儿心热惊啼

黄芩（去黑心）、人参各一分。捣箩为散。每服一字匕，竹叶汤调下，不拘时候服。(《圣济总录》黄芩散)

2. 泻肺火，降膈上热痰

片子黄芩，炒，为末，糊丸，或蒸饼丸梧子大。服五十丸。(《丹溪心法》清金丸)

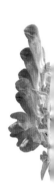

3. 治慢性气管炎

黄芩、葶苈子各等分，共为细末，糖衣为片，每片含生药0.3g，每日三次，每次五片。(内蒙古《中草药新医疗法资料选编》)

4. 治上呼吸道感染，肠炎

黄芩切碎，加四倍量水浸泡4小时，过滤残渣，再加二倍水浸泡两次，合并滤液，用20%明矾液倒入浸液中，调节pH值为3.5（每100kg黄芩，需明矾6～8kg），产生黄色沉淀，静置四小时，弃去上层清液，将沉淀物装入布袋中加水过滤，烘干，粉碎，造粒打片。每次服二至三片。(辽宁《中草药新医疗法资料选编》)

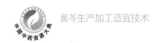
5. 治少阳头痛及太阳头痛，不拘偏正

片黄芩，酒浸透，晒干为末。每服一钱，茶、酒任下。（《兰室秘藏》小清空膏）

6. 治太阳与少阳合病，自下利者

黄芩三两，芍药二两，甘草二两（炙），大枣十二枚（擘）。上四味，以水一斗，煮取三升，去渣。温服一升，日再夜一服。（《伤寒论》黄芩汤）

7. 治淋，亦主下血

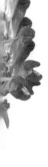

黄芩四两，细切，以水五升，煮取二升，分三服。（《千金翼方》）

8. 治吐血衄血，或发或止，皆心脏积热所致

黄芩一两（去心中黑腐），捣细箩为散。每服三钱，以水一中盏，煎至六分。不计时候，和渣温服。（《太平圣惠方》黄芩散）

9. 治崩中下血

黄芩，为细末。每服一钱，烧秤锤淬酒调下。（《普济本事方》）

10. 治妇人四十九岁已后，天癸却行，或过多不止

黄芩心枝条者二两（重用米醋，浸七日，炙干，又浸又炙，如此七次）。为细末，醋糊为丸，如梧桐子大。每服七十丸，空心温酒送下，日进二服。（《瑞竹堂经验方》芩心丸）

11. 安胎

白术、黄芩、炒曲。上为末，粥丸，服。（《丹溪心法》）

12. 治肝热生翳，不拘大小儿

黄芩　两，淡豉二两，为末。每服三钱，以热猪肝裹吃，温汤送下，日二撮。忌酒、面。(《卫生家宝方》)

13. 治眉眶痛，属风热与痰

黄芩 (酒漫，炒)、白芷。上为末，茶清调二钱。(《丹溪心法》)

14. 治痔疮血出

酒炒黄芩二钱。为末，酒服。(《怪证奇方》)

15. 治火丹

杵黄芩末，水调敷之。(《梅氏集验方》)

16. 治产后血渴，饮水不止

黄芩 (新瓦上焙干)、麦门冬 (去心) 各半两。上件，细切。每服三钱，水一盏半，煎至八分，去渣温服，不拘时候。(《倘氏家藏方》)

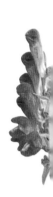

三、附方

1. 黄芩膏

处方1：黄芩。

制法：上为末，炼蜜为丸，如鸡头大。

功效与作用：小儿衄血、吐血、下血。

用法用量：3岁服1丸，以浓盐汤送下。

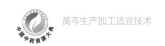

摘录：《永乐大典》卷一〇三三引《王氏手集》。

处方2：黄芩75g、黄柏1.5g、栀子仁1.5g、黄连1.5g（去须）、竹叶100g、生地黄75g、胡粉1.5g、川大黄50g、水银50g（入少水，与胡粉同研令星尽）。

制法：除水银、胡粉外，上锉，如豆大，以新绵裹，用猪脂750g入铛内，于慢火上煎10余沸，候药色紫，去绵，以布绞去汁，候凝，下水银、胡粉，以柳木篦搅令匀，膏成，以瓷盒盛。

功效与作用：小儿热疮黄脓出。

用法用量：每日夜涂3～4次。

摘录：《太平圣惠方》卷九十《鬼遗》卷五：黄芩膏。

处方3：黄芩50g、黄芪50g、川芎50g、白蔹50g、防风50g、芒草50g、白芷50g、芍药50g、大黄50g、细辛50g、当归50g。

制法：上㕮咀，以猪脂1升，微火上煎一沸一下，白芷黄即成膏。

功效与作用：痈疽坚强不消。

用法用量：敷之。坚硬者，日可十易。

摘录：《太平圣惠方》卷十《鬼遗》卷五。

2. 阿胶黄芩汤

组成：青子芩15g、甜杏仁10g、陈阿胶15g、生桑皮10g、生白芍5g、甘蔗梢25g、生甘草4g、鲜车前草25g。

用法：先用生糯米30g，开水泡取汁，代水煎药。

主治：秋燥。肺燥肠热，上则喉痒干咳，咳甚则痰黏带血，血色鲜红，胸胁串痛；下则腹热如焚，大便水泄如注，肛门热痛，甚或腹痛泄泻，泻必艰涩难行，似痢非痢，肠中切痛，有似鞭梗，按之痛甚，舌苔干燥起刺，兼有裂纹。

摘录：《重订通俗伤寒论》。

3. 清肺化痰丸

组成：胆南星（沙炒）30g，苦杏仁60g，法半夏（沙炒）60g，枳壳（炒）60g，黄芩（酒炙）60g，川贝母30g，麻黄（炙）30g，桔梗60g，白苏子30g，瓜蒌子60g，陈皮60g，莱菔子（炒）30g，款冬花（炙）30g，茯苓60g，甘草30g。

功效：降气化痰，止咳平喘。

用法用量：口服。水蜜丸每次6g，大蜜丸每次1丸；日2次。

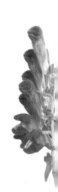

四、现代临床应用

1. 治疗慢性气管炎

取黄芩500g，甘草250g，加水煎煮2次，得煎液1500ml；另取生石灰500g，加冷开水5000ml，搅拌浸泡静置24小时，取上清液4000ml。将煎液缓缓加入石灰水中，边加边搅拌，至pH值呈7～8为止。每次20～25ml，日服3次。治疗35例，临床治愈2例，显效16例。对单纯型疗效较好。

2. 治疗高血压病

将黄芩制成20%的酊剂，每次5～10ml，日服3次。治疗51例，服药前血压均在180/100mmHg（23.94/13.3kPa）以上，服药1～12月后血压下降20/10mmHg（2.66/1.33kPa）以上者占70%以上。一般临床症状也随之消失或减轻。据观察，本药虽经较长时间服用，仍能发挥继续降压作用。无明显副作用。

3. 治疗肾炎、肾盂肾炎

用黄芩提取物制成5%黄芩素注射液，每次肌注100～200mg（儿童减半），每日2次。共治20例，治疗期间除配合卧床休息、低盐饮食外，均未兼用其他药物。结果急性肾炎11例，治愈（临床症状完全消失，复查尿液两次以上均正常）6例，好转（临床症状完全消失，复查尿液仅有少量红、白细胞）5例；肾盂肾炎9例，治愈、好转（标准同上）各4例，1例用药10天无变化。疗程最长17.5天，最短7天，平均12.5天。治愈病例临床症状的消失时间平均为9天，尿检恢复正常时间平均为15.6天。黄芩治疗肾病所以奏效，可能与其具有抗菌、降血压、利水等作用有关。

4. 预防猩红热

黄芩9g，水煎分2～3次内服，每日1剂。连服3天。在猩红热流行期间用此方药观察1577例，预防效果较好。

5. 治疗流行性脑脊髓膜炎

用20%黄芩煎剂喉头喷雾，每次2ml（含生药0.4g）。观察209例，全部有效。

6. 治疗急性菌痢

黄芩、诃子等量，以明矾沉淀法提制成粉。每次2g，日服4次，小儿酌减。对症治疗：失水者补液，高热者配合解热剂。治疗100例，平均2.5天症状消失，3.3天大便镜检正常，4.3天大便培养转阴，5.3天临床治愈。

7. 治疗钩端螺旋体病

取黄芩、银花、连翘等量，分别制成黄芩素及银花、连翘浸膏，混合制成片剂，每片重0.5g，相当于生药3.7g。每次10～15片，6小时服1次，小儿酌减。治疗65例，其中一个地区收治59例，治愈58例；另一地区收治6例，失败4例，疗效差异甚大，原因有待研究。有效病例服药后，开始降温时间平均为7.5小时，体温恢复正常时间平均为1.8天，临床症状和体征大多在2～5天内减轻或消失。以对中、轻度病人疗效较好，退热较快；对重度晚期病人退热较慢，疗效较差。服药期间未见严重毒性反应，仅少数病例有轻度恶心、呕吐及腹泻现象，停药后即可消失。

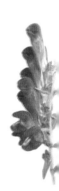

8. 治疗局部急性炎症

黄芩、黄连、黄柏各10g，水煎取汁，敷料浸药汁外敷，每次1小时，日3～4次。治疗手术切口周围炎72例，有效率94%；静脉炎24例，有效率91.6%；乳腺炎28例，有效率64%；其他炎症88例，有效率93%。

9. 治疗小儿急性呼吸道感染

用50%黄芩煎液，1岁以下每天6ml，1岁以上8～10ml，5岁以上酌加，皆分3次服。用此法治疗急性上呼吸道感染51例，急性支气管炎11例，急性扁桃体炎1例，治疗后体温降至正常，症状消失者51例，无效12例。体温多在3天内恢复正常，症状消失多为4天。

10. 治疗小儿菌痢

黄芩、黄连、黄柏等量研末。1岁以内每次用1g，2～3岁用2g，4岁以上用3g。用生

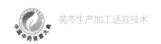

理盐水30～40ml调制后保留灌肠，每日1次，病情严重者每日2次。治疗期间节制饮食。治疗140例，治愈112例（2～68天），无效28例。

11. 治疗麦粒肿

忍冬花、黄芩各20g（对肾炎及肾功能不全者忍冬花用量不宜过大，慢性胃炎患者慎用黄芩）。水煎分2次内服，每日1剂。治疗150例，一般服1～2剂即愈，少数服药3剂痊愈。

第三节　黄芩的保健用途

一、保健食品

1. 美宝牌胃肠胶囊

保健功能：改善胃肠道功能（对胃黏膜有辅助保护作用、润肠通便）。

功效成分/标志性成分含量：每100g中含天然维生素E 20～50mg、黄酮30～60mg、β–谷甾醇0.25～0.95g、亚油酸35～55g、油酸25～45g。

主要原料：黄芩、蜂蜡、芝麻油。

适宜人群：轻度胃黏膜损伤者、便秘者。

不适宜人群：麻油食品过敏者。

食用方法及食用量：每日2次，成人每次1.5～2.5g，儿童每次0.5～1.0g。饭前后

1小时服用，也可以胃肠不适时即服。

产品规格：0.5克/粒、0.25克/粒。

保质期：24个月。

批准文号：卫食健字（2001）第0234号。

2. 斯普令牌生灵胶囊

保健功能：免疫调节。

功效成分/标志性成分含量：每粒含多糖≥14mg/g；黄芩苷≥20%；总皂苷（以西洋参皂苷计）≥2%。

主要原料：灵芝菌丝体提取物、黄芩提取物、西洋参粉。

适宜人群：免疫力低下者。

不适宜人群：少年儿童、孕妇。

食用方法及食用量：口服，每日1次，每次3粒。

产品规格：0.3克/粒。

批准文号：卫食健字（2000）第0225号。

3. 洪声咽喉健冲剂

保健功能：清咽润喉。

功效成分/标志性成分含量：每100g中含：总黄酮650～850mg、总皂苷150～300mg。

主要原料：生地、木蝴蝶、胖大海、金钱草、麦冬、玄参、霍斛、黄芩、板蓝

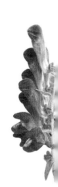

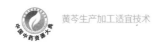

根、桔梗、川贝母、赤芍、甘草等。

适宜人群：咽部不适者。

不适宜人群：无。

食用方法及食用量：每次2包，每日2次，用温开水冲服，必要时每天可服用3～4次，儿童减半。

产品规格：10克/包。

批准文号：卫食健字（2000）第0107号。

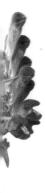

二、黄芩茶

1. 黄芩茶的原植物来源

通过查阅本草文献以及对部分地区的调查，发现在我国北方各省及云南部分地区，民间采摘当地产的黄芩地上部分代茶饮用，具有多种保健作用，民间称为黄芩茶、黄金茶等名称。黄芩茶的原植物来源主要为唇形科黄芩属黄芩（*Scutellaria baicalensis* Georgi）、并头黄芩（*S. scordifolia* Fisch.）、滇黄芩（*S. amoena* C. H. Wright）和粘毛黄芩（*S. viscidula* Bunge）的地上部分。

2. 黄芩茶的起源历史

黄芩茶多在民间使用，其确切的应用历史已很难考证。根据零星的资料和当地人的叙述，黄芩茶的应用可能已有千年的历史，其开始应用与茶叶有密切的历史渊源。历史上，黄芩茶在北方出现和大规模推广与历史上的两次"茶禁"息息相关。

第一次"茶禁"发生在五代时期。《旧五代史选译·僭伪列传·刘守光》记载：唐末卢龙战区节度使刘仁恭"又禁江表茶商，自撷山中草叶为茶，以邀厚利。"由此，花草山茶始成为商品。第二次"茶禁"发生于金代。《金史》载，金章宗泰和五年（1205年）诏，七品以上官员方许食茶，"犯者，徒五年"，理由是"饮食之余，非必用之物"。由上述的两件历史事件我们推测：当地人在没有茶叶可供饮用时，便寻找能够饮用的代用茶。上述两个地区均为黄芩的主要产区，老百姓很有可能采摘黄芩地上部分泡茶饮用。更为重要的是，当地老百姓发现黄芩茎叶泡出的茶色泽金黄，口感清香，而且有去火等保健作用，久而久之，便沿用至今，并在黄芩产区广为流传。有趣的是，分布于我国西南的滇黄芩也在当地作为茶的代用品，其具体起源我们无法考证，这可能是人们认识到既然黄芩的根为药，那么黄芩的地上部分也许有一定的功效，经过反复尝试，发现了黄芩茎叶的保健价值并经过加工制成黄芩茶饮用。其实黄芩茶的起源像其他草药或食物一样，都是广大劳动群众在长期生活中的经验总结。

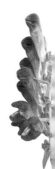

3. 黄芩茶当前应用情况

以前黄芩茶多为当地群众自采自用。近年来，随着人们对健康的重视，回归自然以及保健的需求，黄芩茶已逐渐走出寻常百姓家，以商品的形式进入流通贸易领域，被更多的人认识和饮用。

（1）应用范围　黄芩茶目前还主要在民间使用，包括：北京、河北、山西、内蒙古、辽宁、黑龙江以及云南等地特别是黄芩野生资源比较丰富的山区。

（2）生产用量　由于黄芩为多年生宿根草本，因此黄芩茶的理论储量是相当大的，但是一直没有准确的统计数字。近年来在北京周边地区以及河北、山西、内蒙古等地已有不少公司进行大规模种植黄芩并开发出商品用黄芩茶，在当地及城市茶叶市场推广。

（3）黄芩茶的采收加工处理 黄芩茶数年来一直以黄芩地上部分做茶用，茎叶不分。夏天暑热季节（7～8月），将黄芩的枝叶采集回来，剪成小段，直接晒干备用；或把刚采回的小段枝叶放进蒸笼中蒸、晾3～4次后，再将其放入密封的容器中保存，即"黄芩茶，七蒸晒，祛草味，茶不坏。"随着现代人们对黄芩茶的关注，研究人员在最佳采收季节进行了研究，发现黄芩生长旺盛期（7～8月）采集的黄芩茎叶中总黄酮和主要有效成分野黄芩苷含量高，研究结果与人们长期积累的经验相符。在加工方式上，也做了较大的改进，过去茎叶不分，外观较差，饮用不方便，因此一些公司对黄芩茶进行了改进，引进了南方茶叶的加工方式，只取黄芩叶，更利于黄芩茶的商业化推广。

（4）黄芩茶的功效 历史上，黄芩茶开始是作为茶的代用品用来消暑、待客，后来人们发现黄芩茶具有特殊的功效：清热燥湿，泻火解毒，消炎、促消化等作用。现代药理学研究则发现黄芩地上部分具有多种活性。

（5）黄芩茶的商品 过去黄芩茶大多自采自用，部分以散装形式交易。近年来，在北京周边，内蒙古武川，河北承德、赤城，山西陵川、临猗等地，特别是北京的门头沟、延庆等地建立了大面积的种植基地，综合开发黄芩资源，特别是黄芩茶，形成了专业化的经营公司，形成了各种等级的商品，如：散装茶、袋装茶、袋泡茶、茶饼等，并正在形成黄芩茶特有的茶文化。

4. 化学成分研究

黄芩地上部分（茎叶）与根部（传统药用部位）相比，化学成分研究相对较少，而并头黄芩、粘毛黄芩和滇黄芩的地上部分未见化学成分报道。

（1）黄酮类　目前已从黄芩地上部分分离、鉴定出约22种黄酮类成分，多为黄酮类、二氢黄酮类及其他们的苷类，其中苷类的糖部分多为葡萄糖醛酸。

（2）有机酸类　从俄罗斯产的黄芩地上部分的水溶性部分分离得到4种酚酸：咖啡酸、绿原酸、迷迭香酸、阿魏酸。

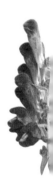

（3）二萜类　从黄芩地上部分的丙酮提取物中分离得到一个二萜scutebaicalin，而根部已分离得到大量的二萜类成分，造成如此大的差异可能原因是对地上部分研究不深入或两个部位成分差异确实比较大。

（4）挥发油　从黄芩地上部分的挥发油中鉴定了3～7个化合物，占挥发油总量的85.03%。

（5）多糖类　从俄罗斯的黄芩地上部分的水溶性部分分离分级得到水溶性多糖，并显示较强的抗氧化活性，同时对不同季节的黄芩地上部分多糖的动态积累进行了测定，发现在开花前逐渐积累，然后开始下降。

（6）无机元素　人工种植黄芩各部位均含有丰富的矿物元素，其中茎、叶、花、种子中铁、锰、锌含量皆较高。人工种植黄芩叶与野生黄芩叶中皆含有较高的硒。

（7）其他类　人工种黄芩和野生黄芩叶中富含氨基酸。另外，黄芩新鲜叶片中含有褪黑激素。

5. 现代药理作用

目前对黄芩茎叶的活性研究主要集中在从其中提取的总黄酮，进行了多方面的活性研究。

（1）保护心肌缺血-再灌注损伤　以黄芩茎叶总黄酮（SSTF）口服给药，可明显延长小鼠常压缺氧的存活时间，对静脉注射垂体后叶素引起的大鼠心肌缺血有明显的对抗作用，并可增加离体豚鼠的冠脉流量。SSTF能减轻过氧化氢对心肌细胞的损伤作用，降低过氧化氢导致的培养心肌细胞的凋亡率。SSTF预处理能通过增强心肌抗氧化酶的活性，抑制脂质过氧化反应，减轻自由基损害，对缺血再灌注心肌产生保护作用。

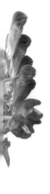

（2）心血管保护作用　应用体外细胞筛选方法，观察到SSTF在体外抑制低密度脂蛋白（LDL）的氧化修饰，阻止氧化低密度脂蛋白（Ox-LDL）对血管内皮细胞（EC）的损伤，降低单核细胞-内皮细胞（MC-EC）黏附率。

在喂饲高脂饲料的同时给SSTF不仅显著降低血脂水平，而且明显减轻动脉粥样硬化（AS）的程度，提示SSTF的调脂作用可能是其抗AS作用机制之一。

（3）肝保护作用　SSTF不同剂量组可明显降低损伤小鼠血清ALT、AST活性，升高ALB含量，降低肝脏丙二醛（MDA）含量，提高肝脏SOD、谷胱甘肽过氧化物酶（GSH-px）活性，明显降低TGF-β和α-SMA表达水平，明显减少肝内纤维组织增生，使肝小叶结构趋于正常。

（4）解热镇痛作用　野黄芩苷对致热原所致兔的发热有明显的解热效应，其作用与黄芩苷的作用相当。腹腔注射有效剂量的SSTF，对试验动物大鼠感染性发热有一定的抑制作用，作用时间可持续到给药后3小时，并且具有良好的剂量相关性，灌胃给药在适宜的剂量下，SSTF对实验动物经化学刺激所致的疼痛反应有明显的抑制作用，并且呈现良好的剂量相关性。

（5）抗菌、抗病毒作用　黄芩茎叶活性部位对10种病毒所致细胞病变有明显的抑制作用，此外对流感病毒引起的小鼠肺炎有治疗作用，对小鼠死亡有不同程度的保护作用；对13种38株细菌有不同程度的抑菌作用或杀菌作用。

（6）抗炎作用　SSTF对炎症的早期及后期病理改变均有抑制作用，并有一定的量效依赖性；腹腔注射给药，对慢性炎症大鼠棉球肉芽肿形成有明显的抑制作用，并呈剂量依赖关系。

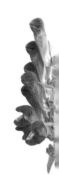

（7）抗氧化作用　SSTF可增加小鼠肝、脑组织中谷胱甘肽过氧化物酶（GSH-PX）活性和降低过氧化脂质（LPO）的含量。黄芩地上部分的30%、60%甲醇提取物具有明显的抗氧化活性（DPPH和TBARS检测）和抗过敏活性。

（8）免疫增强作用　SSTF可增加实验组小鼠SRBC溶血素抗体的生成以及对实验组小鼠吞噬细胞功能有显著的增强作用；可促进小鼠绵羊红细胞溶血素抗体生成，提示对于免疫功能有一定的影响。

（9）中枢神经保护作用　黄芩茎叶可明显减少小鼠走动时间、前肢上举次数、对抗苯甲酸钠咖啡因的中枢兴奋作用以及加强戊巴比妥钠与氯丙嗪的镇静作用，并与中枢抑制药有协同作用。另外，SSTF对外源性过氧化氢、氰化钾诱导的PC12细胞

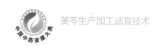

氧化或损伤有较强的保护作用；能够改善慢性铝中毒小鼠学习记忆运动障碍、神经肝脏病理改变和自由基不正常变化。

（10）降糖作用　给予糖尿病小鼠SSTF则可显著降低血糖水平，预防和治疗性给予SSTF均能显著增加血清SOD的活性，降低MDA含量；能显著降低实验大鼠空腹血糖，显著升高胰岛素敏感性指数，并能改善胰岛素抵抗作用。

（11）降血脂作用　SSTF能显著降低高脂血症大鼠血清总胆固醇（TC）、三酰甘油（TG）、低密度脂蛋白胆固醇（LDL–C）浓度，显著升高高密度脂蛋白胆固醇（HDL–C）和ApoAI浓度，提高血清卵磷脂胆固醇酰基转移酶（LCAT）的活性；对单纯高三酰甘油血清（HTG）刺激的血管平滑肌细胞（VSMCs）增殖有明显的抑制作用。

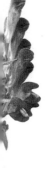

（12）抗肿瘤作用　SSTF对肺腺癌LA795细胞系和5180瘤株具有明显的抑制作用。能抑制人宫颈癌Hela细胞体外生长，具有一定细胞毒性作用。黄芩地上部分提取物对前列腺癌22Rvl细胞系有明显的抑制作用，并与其他植物提取物有协同作用；黄芩的根、茎和叶部位以及他们共同含有的几种主要黄酮化合物对恶性神经胶质瘤、乳腺癌、前列腺癌细胞均有明显的抑制作用，而对正常细胞不影响。

（13）毒性　大鼠长期口服SSTF 90天时各项指标均无异常改变，也未发现迟发性毒性反应及明显毒性反应，提示SSTF毒性较低。而SSTF腹腔注射给药有一定毒性。

6. 小结

黄芩作为一种传统中药，其临床应用大多局限在根部。目前，关于黄芩茶的临床应用还很少，大多还处在基础研究阶段。黄芩茶与黄芩根部的主要成分有相似的地方，即均含有大量的黄酮类成分，也是被认为主要的活性成分，当然由于部位不同，具体的化学成分也可能不同，我们的初步试验比较后发现两者化学成分有较明显的差异。值得注意的是，黄芩的根部主要作为药用，而地上部分用来代茶饮，两个部位用法不同正是劳动人民在长期口尝体验中总结出的经验。

大量的现代药理实验研究显示了黄芩茶（地上部分）具有多种活性，这说明了黄芩茶能够历经千年传承至今的原因，同时也表明了黄芩茶具有值得开发和推广的价值。和传统的茶科茶属茶叶相比较，黄芩茶具有自身的特点，如黄芩茶不含有咖啡因等中枢兴奋性物质，不必担心饮用后对睡眠的影响；黄芩茶热饮和冷饮均适宜，常饮可清热燥湿，泻火解毒，消炎抑菌，降血压，促消化；黄芩茶冲泡后色泽金黄、口感平淡，易被各类人群接纳，所以又叫黄金茶；特别是在降火、抗菌消炎方面比茶叶有更好的效果。在很多地方，人们只挖取黄芩的根药用，而地上部分则弃之不用，这是资源的浪费，如果能够把地上部分加工成黄芩茶，就可以综合利用黄芩资源，增加经济收入。

我国黄芩属植物种类有100多种，其中根部为中药黄芩混用的种类也有好几种，对于它们的地上部分，其他种类的黄芩能否也以作为黄芩茶应用，可以结合药用植物亲缘关系深入比较，对于扩大资源，比较种间关系有重要的意义。另外，美黄芩（*S. lateriflora* Labiatae）在欧洲和北美地区也是用地上部分作为凉茶和食品补充剂治疗焦虑和肌肉痉挛等症，这也说明了黄芩属植物地上部分应用广泛，值得深入研究。

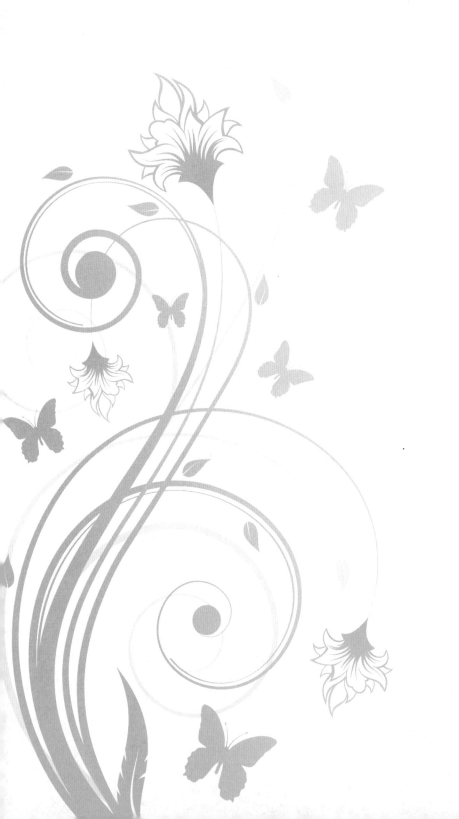

附录一 黄芩种子质量标准

前言

DB13/T 1083《中药材种子质量标准》分为3个部分：

第1部分：远志；

第2部分：黄芩；

第3部分：知母。

本部分为DB13/T1083的第2部分。

本部分由河北省农林科学院提出。

本部分起草单位：河北省农林科学院经济作物研究所。

本部分主要起草人：谢晓亮、田伟、温春秀、刘铭、周巧梅、高慧敏、刘灵娣。

1 范围

本部分规定了黄芩（*Scutellaria baicalensis* Georgi）种子质量要求、检验方法、检验规则。

本部分适用于黄芩种子的生产和销售。

2 规范性引用文件

下列文件中的条款通过本部分的引用而成为本部分的条款。凡是注明日期的引用文件，其随后所有的修改单（不包括勘误的内容）或修订版均不适用于本部分。然而，鼓励根据本部分达成协议的各方研究是否可使用这些文件的最新版本？凡是不注明日期的引用文件，其最新版本适用于本部分。

GB/T 3543.2 《农作物种子检验规程扦样》

GB/T 3543.3 《农作物种子检验规程净度分析》

GB/T 3543.4 《农作物种子检验规程发芽试验》

GB/T 3543.5 《农作物种子检验规程真实性和品种纯度鉴定》

GB/T 3543.6 《农作物种子检验规程水分测定》

3 质量要求

应符合表附1-1中的要求。

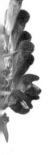

表附1-1 黄芩种子质量指标

项目	指标
纯度（%），≥	98
净度（%），≥	90
发芽率（%），≥	70
水分（%），≤	10

4 检验方法

4.1 扦样

4.1.1 种子批的最大重量为1000kg。

4.1.2 送验样品的最小重量为300g。

4.1.3 水分测定试样最小重量为50g；净度分析试样最小重量为50g；其他种子

计数试样最小重量为50g。

4.1.4 其余部分按GB/T 3543.2执行。

4.2 净度分析

按GB/T 3543.3执行。

4.3 发芽试验

发芽床采用纸间（BP），置床培养温度25℃，初次记数天数6天，末次记数天数

12天，其余部分按GB/T 3543.4执行。

4.4 真实性和品种纯度鉴定

按GB/T 3543.5执行。

4.5 水分测定

按GB/T 3543.6执行。

5 检验规则

以种子的上述指标为质量检验依据，若其中一项达不到指标的即为不合格种子。

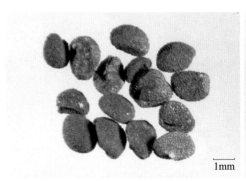

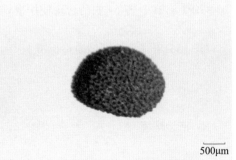
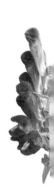

A 山西榆社   B 陕西子洲

图附1-1 黄芩种子

附录二　无公害黄芩田间生产技术规程

1　范围

本标准规定了无公害黄芩田间生产产地环境条件、栽培技术、施肥方法、病虫害防治及田间配套管理措施。

本标准适用于河北省露地黄芩无公害田间生产过程。

2　规范性引用文件

下列文件中的条款通过本标准的引用而成为本标准的条款。凡是注明日期的引用文件，其随后所有的修改单（不包括勘误的内容）或修订版均不适用于本标准，然而，鼓励根据本标准达成协议的各方研究使用这些文件的最新版本。凡是不注明日期的引用文件，其最新版本适用于本标准。

GB3095　《环境空气质量标准》

GB 5084　《农田灌溉水质标准》

GB/T 8321.1—7　《农药合理使用准则》

GB 15618　《土壤环境质量标准》

《中华人民共和国药典》

3　产地环境

选择不受污染源影响或污染物含量限制在允许范围之内，生态环境良好的农业生产区域。产地的空气符合空气质量 GB 3095 二级标准，灌溉水符合农田灌溉水质量

GB 5084 标准，土壤中P_b元素含量低于240mg/kg，其他符合《地壤环境质量标准》GB 15618 二级标准。

4　生产管理

4.1　选地整地

选择土层较厚、排水良好、疏松肥沃的壤土。每亩施入农家肥不少于2000kg和20kg的磷酸二铵，或施入酵素菌生物肥70千克/亩，深翻30cm以上，耙细整平，做成平畦。

4.2　播种材料

以《中华人民共和国药典》收载的唇形科植物黄芩（*Scutellaria baicalensis Georgi*）为物种来源，选择籽粒饱满、发芽率不低于80%的种子。

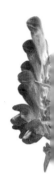

4.3　播种

4.3.1　播种时期

春、夏、秋三季播种均可。春季播种在3月中旬至4月底；夏季播种多在7月至8月；秋季播种在10月初进行。

4.3.2　播种方法

按行距25～30cm，开浅沟1.5～2cm，将种子均匀撒入沟内，覆土盖平，镇压。每亩播种量1～1.5kg。

4.4　田间管理

4.4.1　定苗

苗高5～7cm时，按株距10～12cm定苗。对缺苗断垄部位带土移栽补苗。

4.4.2 中耕除草

出苗至田间封垄，中耕除草3～4次。浇水和雨后及时中耕，保持田间土壤疏松无杂草。第2年春季清理田间枯枝落叶，返青至封垄前进行2～3次中耕除草。

4.4.3 灌水排水

定苗前后浇水1次。以后如遇干旱或追肥时，适当浇水。翌年春天返青时需灌水1次，收获前可酌情灌水。黄芩怕涝，雨后及时排除田间积水。

4.4.4 追肥

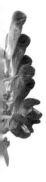

返青前后，每亩追施尿素20kg、过磷酸钙5kg、硫酸钾5kg。并在抽穗前叶面喷施0.5%的磷酸二氢钾1～2次。

4.4.5 摘花除蕾

6～7月，除留种田外黄芩抽薹后应及时剪去。

5 主要病虫害种类及发生条件

黄芩的主要病虫害种类及发生条件见表附1–2。

表附1-2 黄芩常见病虫害及有利发生条件

致病虫与菌	病原、害虫种类或类别	传播途径	有利发生条件
黄翅菜叶蜂	膜翅目，叶蜂科Athaliarosae japonensis	成虫迁移扩散	8～9月份晴朗高温天气
蛴螬（金龟子）	鞘翅目，丽金龟科Rutelidae；鳃金龟科Melolonthidae	成虫迁移扩散	春秋季节，有机质多、土壤肥沃的地块
小地老虎	鳞翅目，夜蛾科Agrotis ypsilon	成虫迁移扩散	温度18～26℃，相对湿度70%

续表

致病虫与菌	病原、害虫种类或类别	传播途径	有利发生条件
根腐病菌	真菌：担子菌亚门，镰刀菌属Fusarium spp	土壤、农家肥、种子、水流	低温多湿，重茬地
白粉病菌	真菌：子囊菌亚门，豌豆白粉菌Erysiphe pisi	风、雨传播	低温高湿，氮肥过多，植株过密，通风透光不良等
叶枯病菌	真菌：半知菌亚门，齐整小菌核Sclerotium rolfsii	土壤、雨水传播	高温多雨，适宜温度30～40℃
根结线虫	北方根结线虫Meloidogyne hapla	土壤、粪肥	温度23～30℃

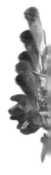

6　病虫害防治

6.1　防治原则

贯彻"预防为主，综合防治"的植保方针，通过选用抗性品种，培育壮苗，加强栽培管理，科学施肥等栽培措施，综合采用农业防治，物理防治、生物防治，配合科学合理地使用化学防治，将有害生物危害控制在允许范围以内。农药安全使用间隔期遵守GB/T 8321.1—7，没有标明农药安全间隔期的农药品种，收获前30天停止使用，农药的混剂执行其中残留性最大的有效成分的安全间隔期。

6.2　黄翅菜叶蜂

6.2.1　农业防治

秋冬深翻土壤，破坏越冬蛹室；清除田间杂草、残枝落叶，并集中烧毁，减少虫源；利用幼虫有假死性，摇动植株使幼虫受惊后卷缩成团落下，进行捕杀。

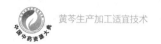
6.2.2 药剂防治

在幼虫初发生期，用氟啶脲（5%抑太保）2500倍液，或25%灭幼脲悬浮剂2500倍液，或25%除虫脲悬浮剂3000倍液，或氟虫脲（5%卡死克）乳油2500～3000倍液，或虫酰肼（24%米满）1000～1500倍液，或用2.5%鱼藤酮乳油600倍液，或0.65%茴蒿素水剂500倍液，或在低龄幼虫期用0.36%苦参碱（维绿特、京绿、绿美、绿梦源等）水剂800倍液，或天然除虫菊（5%除虫菊素乳油）1000～1500倍液，或用烟碱（1.1%绿浪）1000倍液，或用多杀霉素（2.5%菜喜悬浮剂）3000倍液，或10%氟氯菊酯（天王星）乳油或苏云金杆菌乳剂等喷雾防治，隔7～10天喷1次，连喷2次。

6.3 蛴螬（金龟子）

每亩用50%辛硫磷乳油0.25kg与80%敌敌畏乳油0.25kg混合，拌细土30kg，均匀撒施田间后浇水，提高药效。或用90%敌百虫晶体或50%辛硫磷乳油800倍液灌根。

6.4 小地老虎

6.4.1 毒饵诱杀：每亩用90%敌百虫晶体0.5kg或50%辛硫磷乳油0.5kg，加水8～10kg喷到炒过的40kg棉仁饼或麦麸上制成毒饵，于傍晚撒在秧苗周围，诱杀幼虫。

6.4.2 毒土防治：每亩用90%敌百虫粉剂1.5～2kg，加细土20kg配制成毒土，顺垄撒在幼苗根际附近。

6.5 根腐病

6.5.1 农业防治

选择土壤深厚的砂质壤土、地势略高、排水畅通的地块种植；与禾本科作物实行合

理轮作；合理施肥，适施氮肥，增施磷、钾肥，提高植株抗病力；及时拔除病株烧毁。

6.5.2　药剂防治

6.5.2.1　发病初期用50%的多菌灵或甲基硫菌灵（70%甲基托布津可湿性粉剂）1000倍液，或3%广枯灵（恶霉灵+甲霜灵）600～800倍液淋穴或浇灌病株根部。

6.5.2.2　拔除病株后用以上药剂灌病穴，以防蔓延。

6.6　白粉病

6.6.1　农业防治

前茬不选用十字花科作物；合理密植，增施磷、钾肥，增强抗病力；排除田间积水，抑制病害的发生；发病初期及时摘除病叶，收获后清除病残枝和落叶，携出田外集中深埋或烧毁。

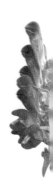

6.6.2　生物防治

用2%农抗120水剂或1%武夷菌素水剂150倍液喷雾，7～10天喷1次，连喷2～3次。

6.6.3　药剂防治

发病初期选用戊唑醇（25%金海可湿性粉剂）或三唑酮（15%粉锈宁可湿性粉剂）1000倍液，或50%多菌灵可湿性粉剂500～800倍液，或甲基硫菌灵（70%甲基托布津可湿性粉剂）800倍液喷雾防治。

6.7　叶枯病

6.7.1　农业防治

秋后清理田园，除尽带病的枯枝落叶，消灭越冬菌源。

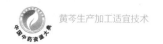

6.7.2 药剂防治

在发病初期用50%多菌灵1000倍液或1∶1∶120波尔多液每隔7～10天喷1次，一般连喷2～3次。

6.8 根结线虫

用1.8%阿维菌素土壤处理或灌根。定植前配制500倍液喷洒地面，浅翻10cm左右，每亩用量0.50kg。或定植时，用1.8%阿维菌素1000倍液灌根，隔15天灌1次，一般连灌2～3次。

7 采收

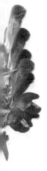

种植后于第2年10～11月地上茎叶枯萎后采收。采挖时用拖拉机携带深耕犁把根耕出，人工拾取；面积较小的地块，人工挖采。黄芩采收后，除去须根及泥沙，晒至半干撞去粗皮，晒干。

附录三 定西市黄芩栽培技术规程

1 范围

本标准规定了黄芩［*Scutellaria baicalensis* Georgi］栽培的种苗质量、适宜条件、栽培技术、田间管理、病虫害防治、采种、采挖、初加工、包装和贮藏技术。

本标准适用于甘肃省定西市境内黄芩的栽培和管理。

2 规范性引用文件

下列文件中的条款通过本标准的引用而成为本标准的条款。凡是注日期的引用文件，仅所注日期的版本适用于本文件；凡是不注日期的引用文件，其最新版本（包括所有的修改单）适用于本文件。

GB 3095 《环境空气质量标准》

GB 5084 《农田灌溉水质标准》

GB 15618 《土壤环境质量标准》

GB 4285 《农药安全使用标准》

NY/T 394 《绿色食品肥料使用准则》

3 术语和定义

下列术语和定义适用于本文件。

3.1 黄芩

唇形科植物，多年生草本植物，高30～50cm。主根粗壮，略呈圆锥形，有分枝，棕褐色。茎四棱形，基部多分枝。单叶对生，具短柄，叶披针形，全缘。总状花序幕顶生，花偏生于花序一边，花唇形，蓝紫色，偶见白色和红色。小坚果近球形，黑色，包围于宿萼中。花期7～9月，果期8～10月。

3.2 农药残留

残留在药材中的微量农药原体及其有毒的代谢物、降解物的总称。

4 种苗质量

应符合定西市黄芩种苗培育技术规程规定的要求。

5 适宜条件

黄芩喜温暖气候，耐旱，耐寒，地下根可忍受−30℃低温。对土壤要求不严，一般土壤就可种植，但以壤土和砂质壤土为好。黄芩怕涝，排水不良的地块不宜种植，忌连作。大气环境质量应符合GB 3095的二级标准规定，灌溉水质量应符合GB 5084的二级标准规定，土壤环境质量应符合GB l5618的二级标准规定。

6 栽培技术

6.1 定植时间

适宜定植时间为3月下旬至4月中旬，在适宜定植期内应适当早栽。

6.2 选地整地

选择土层深厚、地势平坦、土质疏松，透水透气性良好的黄绵土、黑垆土、黑麻垆土。土壤pH值7.5～8.2。可在排水良好的川水地、旱台地、坡地种植。前茬作物收获后及时整地，旱地一般耕翻2次，最后一次以秋季为好，耕深30cm以上。春

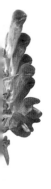

季耕翻地要注意土壤保墒。结合耕翻地施农家肥52 500～60 000kg/hm²、磷酸二铵

300～375kg/hm²，然后耙细整平。

6.3　测土配方施肥

按照有机肥与无机肥相结合、基肥和追肥相结合的原则，实行测土配方施肥。

6.4　定植方法

先开沟，沟深15cm左右，将苗按株距10cm斜摆在沟壁上，倾斜度为45°，然后按

行距15cm重复开沟、摆苗，并用后排开沟土壤覆盖前排药苗，苗头覆土2～3cm。为

了保墒，要求边开沟边摆苗、边覆土、边耙耱。

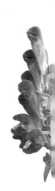

7　田间管理

7.1　中耕除草

苗出齐后即可除草松土。除草视草情而定，中耕除草一般不少于2次。

7.2　追肥

结合降水进行。于6～8月追肥2次，每次追施尿素75kg/hm²。

8　病虫害防治

8.1　白粉病

发病初期可用20%三唑酮乳油1500倍液，或75%四氯异苯腈（百菌清）可湿性粉

剂1800g/hm²兑水750～900kg，或12.5%腈菌唑乳油600ml/hm²兑水750～900kg田间喷

雾防治，每隔10～14天喷1次，连喷2～3次，采收前40天内禁止用药。

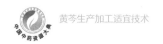

8.2 灰霉病

发病初期可用2%抗霉菌素（农抗120）水剂200倍液，或50%乙烯菌核利（农利宁）可湿性粉剂1000～1500倍液，或50%异菌脲可湿性粉剂1000倍液+65%甲霜灵可湿性粉剂1500倍液田间喷雾防治，用药液量750～900kg/hm²，每隔10～14天喷1次，连喷2～3次，采收前40天内禁止用药。

8.3 蚜虫

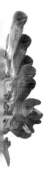

多在5～8月进行防治。可用1.8%阿维菌素乳油3000～5000倍液，或20%氰戊菊酯乳油2000～3000倍液，或10%吡虫啉可湿性粉剂（大功臣）150～225g/hm²兑水750～900kg，或50%抗蚜威可湿性粉剂150～225g/hm²兑水750～900kg田间喷雾防治，每隔10～14天喷1次，连喷2～3次，采收前40天内禁止用药。

8.4 蛴螬

一是翻耕整地，压低越冬虫量。二是施用腐熟的厩肥、堆肥，施后覆土，减少成虫产卵量。三是进行土壤处理，用50%辛硫磷乳油15kg/hm²拌毒土100～150kg，或5%毒·辛颗粒剂45kg/hm²均匀撒入田间并翻入土中。

9 采种

黄芩花期长达3个月，种子成熟期不一致，又易脱落，故需随熟随采，最后连果枝割下，晒干脱粒，去净杂质备用。

10　采挖

10.1　采挖时间

移栽当年或第2年均可采挖，采挖时间为10月下旬至11月上旬，土壤冻结前全部挖完。

10.2　采收方法

先割去地上部分枯萎茎蔓，然后从地边开挖深30cm左右的沟，将黄芩挖出，尽量保全根，严防伤皮断根。

11　产地初加工

11.1　初选

采收后除去残茎、须根，去掉泥土，捋直，置通风干燥处晾干，避免在强光下暴晒，因暴晒过度会使黄芩变红。同时还要注意防止被雨淋湿，以免黄芩根变黑。晾至柔而不断即可捆把，依据直径大小和长短分级，剪切修整，扎成小捆保存。

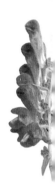

11.2　分级标准

分级标准按《七十六种药材商品规格标准［国药联材字（84）第72号文附件]》执行。

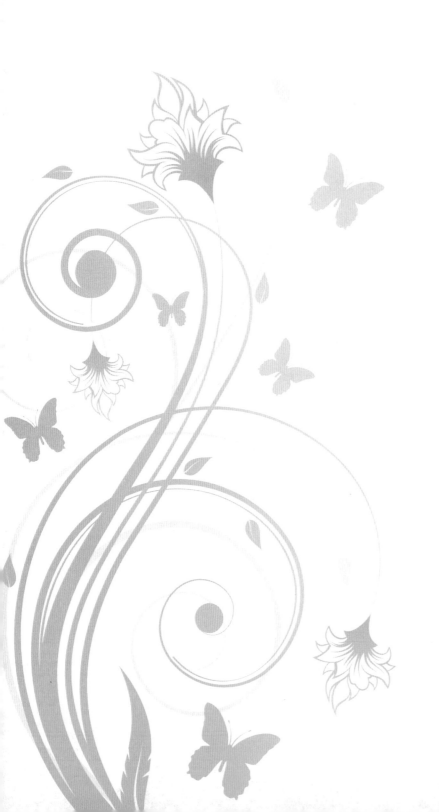

参考文献

［1］国家药典委员会编. 中华人民共和国药典：一部［M］. 北京：中国医药科技出版社，2015：156.

［2］中国植物志编委会. 中国植物志：第65（2）卷［M］. 北京：科学出版社，1977：124-248.

［3］中国植物志编委会. 中国植物志［M］. 北京：科学出版社，2004.

［4］何春年，彭勇，肖伟，等. 中国黄芩属植物传统药物学初步整理［J］. 中国现代中药，2012，14（1）：16-20.

［5］江苏新医学院. 中药大辞典：上册［M］. 上海：上海科学技术出版社，2005：2018.

［6］崔璐. 我国黄芩种质资源的鉴别与质量评价［D］. 济南：山东中医药大学，2010.

［7］王秋宝，郝建平，史淑红，等. 山西省野生黄芩种质资源及植物学性状研究［J］. 植物遗传资源学报，2017，18（1）：32-39，45.

［8］杨全，白音，陈千良，等. 黄芩资源现状及可持续利用的研究［J］. 时珍国医国药，2006，17（7）：1159-1160.

［9］王兰珍，刘勇. 黄芩种质资源及培育技术研究进展［J］. 北京林业大学学报，2007，29（2）：138-146.

［10］李欣，黄璐琦，邵爱娟，等. 黄芩种质资源的研究概况［J］. 世界科学技术，2003，5（6）：54-58.

［11］吴昌娟，高金虎，郭淑红，等. 黄芩栽培技术研究综述及产业前景展望［J］. 现代农业科技，2016（1）：94-95.

［12］牛杰，王鑫，唐玉东. 道地（热河）黄芩良种繁育技术［J］. 种子，2011，30（4）：118-119.

［13］陈君，杨世林，丁万隆，等. 不同来源黄芩种子的质量比较［J］. 中药材，2002，25（9）：617-619.

［14］赵丽丽，苏红宁，闫冲. 中药黄芩种子及易混品的显微鉴别［J］. 海峡药学，2008，20（6）：86-88.

［15］苏淑欣，李世，尚文艳，等. 黄芩生长发育规律的研究［J］. 中国中药杂志，2003，28（11）：1018-1021.

［16］魏莹莹，刘伟，王晓，等. 地膜覆盖垄式栽培对黄芩品质及土壤环境的影响［J］. 作物杂志，2015（2）：134-139.

［17］陈万翔，李世，何福林，等. 不同栽培方式对黄芩产量及黄芩苷含量的影响［J］. 承德民族职业技术学院学报，2003（2）：79-80.

［18］王增理，杨宇军，王增淑. 黄芩栽培方法与质量的研究［J］. 中药材，1996，19（6）：271-273.

［19］陈震，张丽萍，高微微. 黄芩扦插繁殖的初步研究［J］. 中国中药杂志，1999，24（7）：400-402.

［20］徐峰，闫龙民，车勇. 黄芩的高产栽培技术［J］. 时珍国医国药，2000（5）：464-465.

［21］田洪岭，郭淑红，王耀琴，等. 发展山西远志、黄芩特色产业［J］. 中国农业信息，2012（22）：55-57.

［22］刘润堂. 山西黄芩种植存在的问题及对策［J］. 山西农业科学，2012，40（6）：642-644.

［23］张江莉. 襄汾县黄芩高产栽培技术［J］. 中国农技推广，2014，30（1）：35-36.

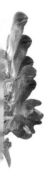

［24］徐鹏. 承德市黄芩栽培技术［J］. 中国农技推广, 2016（2）: 40, 50.

［25］李秀芹, 孟广忠. 承德旱地黄芩直播栽培技术［J］. 农民致富之友, 2014（14）: 32-33.

［26］王晓立, 张永发. 黄芩山坡地仿野生栽培技术［J］. 中国农技推广, 2007, 23（2）: 36.

［27］兰义利. 果树间作黄芩栽培技术［J］. 农业开发与装备, 2016（8）: 113.

［28］高慧琴, 晋玲. 十大陇药（七）黄芩［J］. 甘肃中医学院学报, 2014, 31（1）: 2.

［29］张文辉. 陇西县地膜黄芩育苗技术［J］. 中国农技推广, 2015, 31（5）: 35-36.

［30］孙志蓉. 黄芩种子分级标准的研究［A］. 中国中西医结合学会中药专业委员会. 2007年中华中医药学会第八届中药鉴定学术研讨会、2007年中国中西医结合学会中药专业委员会全国中药学术研讨会论文集［C］. 中国中西医结合学会中药专业委员会: 2007: 2.

［31］杨建旗, 杨婷, 封芳琴, 等. 华池县黄芩无害化生产栽培技术［J］. 江西农业, 2016（11）: 6.

［32］陈福民, 宋双红, 王喆之. 陕西商洛黄芩规范化种植研究［J］. 陕西农业科学, 2009（1）: 215-217, 220.

［33］白玉成, 杨邦民, 赵晓玲, 等. 宜君县黄芩仿野生栽培技术［J］. 中国农业信息, 2016（17）: 116.

［34］王继东. 延庆区黄芩栽培技术［J］. 农业科技通讯, 2017（2）: 184-185.

［35］郭晓玉. 辽东山区黄芩栽培模式［J］. 农民致富之友, 2014（12）: 96.

［36］李子. 黄芩的本草考证及道地产区分布与变迁的研究［D］. 北京: 中国中医科学院, 2010.

［37］国家医药管理局. 七十六种药材商品规格标准［M］. 北京: 中华人民共和国卫生部, 1984: 29.

［38］龚千锋. 中药炮制学［M］9版. 北京: 中国中医药出版社, 2012: 333.

［39］战渤玉, 高明, 李东霞, 等. 中药材黄芩的研究进展［J］. 北京: 中医药信息, 2008,（06）: 16-20.

［40］国家药典委员会. 中华人民共和国药典: 一部［M］. 北京: 中国医药科技出版社, 2015: 301.

［41］甘肃省食品药品监督管理局. 甘肃省中药材标准［M］. 兰州: 甘肃文化出版社, 2008: 461.

［42］吉林省卫生局. 吉林省药品标准: 药材部分［M］. 长春: 吉林省卫生局, 1977: 245.

［43］中华人民共和国卫生部药典委员会. 中华人民共和国卫生部药品标准: 蒙药分册［M］. 北京: 人民卫生出版社, 1998: 16

［44］付桂芳, 冯学锋, 格小光, 等. 野生黄芩与栽培黄芩药材性状显微组织差异比较研究［J］. 中国实验方剂学杂志, 2008, 14（11）: 23-27.

［45］潘春莉, 郝建平, 王秋宝, 等. 山西25个产地野生黄芩根显微结构的观察与比较［J］. 山西农业科学, 2017, 45（3）: 390-393, 397.

［46］李堆淑. 中药黄芩化学成分的研究进展［J］. 江西农业学报, 2013, 25（8）: 51-54.

［47］刘金欣, 孟繁蕴, 张胜海, 等. UPLC同时测定黄芩中黄芩苷、黄芩素、汉黄芩苷、汉黄芩素、千层纸素A［J］. 中草药, 2014, 45（10）: 1477-1480.

［48］李韦, 李化, 杨滨, 等. 栽培黄芩和野生黄芩化学成分比较研究［J］. 中国中药杂志, 2008, 33（12）: 1425-1429.

［49］王丹，张秋燕，杨兴鑫，等．基于HPLC指纹图谱的黄芩道地药材与非道地药材的鉴别研究［J］．中国中药杂志，2013，38（12）：1951-1960

［50］肖崟，袁志芳，王春英，等．不同产地黄芩药材HPLC指纹图谱的研究［J］．中草药，2005，36（5）：743-747．

［51］田建红．不同产地黄芩中的有效成分含量分析［J］．海峡药学，2009，21（3）：57-59．

［52］何春年，彭勇，肖伟，等．黄芩地上部分与根部的化学成分比较研究［J］．中国现代中药，2011，13（12）：32-35，52．

［53］马森林．黄芩茎叶化学成分研究［D］．石家庄：河北师范大学，2012．

［54］刘云华，黄志芳，陈燕，等．酶解法提取黄芩中黄芩素的工艺研究［J］．天然产物研究与开发，2007，19：688-691．

［55］王雅芳，李婷，唐正海，等．中药黄芩的化学成分及药理研究进展［J］．中华中医药学刊，2015，33（1）：206-211．

［56］中华本草编委会，中华本草：第7册［M］．上海：上海科学技术出版社，1999：200-210．

［57］何春年，彭勇，肖伟，等．黄芩茶的应用历史与研究现状［J］．中国现代中药，2011，（6）：3-7，19．

［58］DB13/T 1083.2-2009，中药材种子质量标准（第2部分：黄芩）［S］．北京：中国标准出版社，2009．

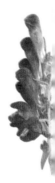